TABLA DE COMBINACIONES DE ALIMENTOS

Colección HERAKLES

Sonja Carlsson

TABLA DE COMBINACIONES DE ALIMENTOS

APORTE ENERGÉTICO DE LOS ALIMENTOS
CÓMO COMBINAR LOS ALIMENTOS SEGÚN LA **ALIMENTACIÓN DISOCIADA**
CÓMO ELEGIR CORRECTAMENTE LOS PLATOS EN CASA Y EN EL RESTAURANTE

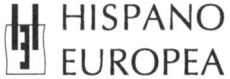

HISPANO EUROPEA

Título de la edición original:
GU Kompass, Trennkost

Es propiedad
© **Gräfe und Unzer Verlag GmbH,** Múnich.

Ilustraciones: **Martin Scharf**

© de la edición en castellano:
Editorial Hispano Europea, S. A.

E-mail: hispanoeuropea@hispanoeuropea.com

© de la traducción: **Enrique Dauner**

Toda forma de reproducción, distribución, comunicación pública o transformación de esta obra sólo puede ser realizada con la autorización de sus titulares, salvo la excepción prevista por la ley. Diríjase al editor si necesita fotocopiar o digitalizar algún fragmento de esta obra.

Depósito Legal: B. 25680-2010

ISBN: 978-84-255-1416-6

Decimocuarta edición

Consulte nuestra web:
www.hispanoeuropea.com

ÍNDICE

Sobre la autora	7
Prólogo	9
Fundamentos de la alimentación disociada	11
Historia de la alimentación disociada	11
Hacia una alimentación más sana	11
Los tres principios básicos	12
Algunas aclaraciones acerca de los postulados del Dr. Hay	13
El sistema de disociaciones según el Dr. Hay	16
La dosificación según el Dr. Hay	21
Los alimentos	25
Tabla de alimentos	25
Tabla de combinaciones	49
En la mesa	65
Cómo comer en casa, y fuera de casa, según las reglas de la alimentación disociada	65
Tabla de combinaciones de menús	66

SOBRE LA AUTORA

Sonja Carlsson se licenció en Ciencias de la Alimentación y estudió ecotrofología en Munich. Posteriormente trabajó durante diez años en el departamento de relaciones públicas de una gran industria de productos lácteos. Desde hace algunos años trabaja por su cuenta y escribe sobre temas de alimentación y salud, además de colaborar en numerosas revistas y periódicos y ser autora de varios libros sobre cocina y salud. Una de sus especialidades es la alimentación disociada según las teorías del Dr. Hay, tema que trata de forma muy moderna y con gran sentido crítico. Asimismo, sigue colaborando con publicaciones especializadas, pronuncia conferencias en la Escuela Superior de Augsburgo y no deja de publicar libros y artículos sobre temas tales como el exceso de peso, la hipertensión, los problemas circulatorios, diabetes y reuma. En 1994 realizó un trabajo sobre la hipertensión que fue galardonado con el premio a la divulgación médica que concede en Heidelberg la Deutschen Hochdruck-Liga.

PRÓLOGO

La alimentación disociada está totalmente de actualidad, y mediante esta dieta usted conseguirá aumentar notablemente su bienestar a la vez que mejorar su salud. También son muchos los que han conseguido adelgazar definitiva y saludablemente gracias a la alimentación disociada del Dr. Hay. El principio en el que se basa la alimentación disociada es muy sencillo: en una misma comida no hay que mezclar alimentos ricos en proteínas, como la carne, el pescado y los huevos, con otros que tengan una elevada proporción de hidratos de carbono, como las patatas, el pan y el arroz. A lo largo de las páginas de esta guía veremos qué alimentos pertenecen a cada grupo, cuál es su aporte de calorías y cómo pueden combinarse conforme a los principios de la alimentación disociada.

Incluso en el caso de que usted ya conozca los principios de la alimentación disociada y quiera ponerlos en práctica, no tardará en apreciar la utilidad de llevar consigo esta pequeña guía cuando vaya a algún restaurante. En una amplia tabla general encontrará todos los elementos habituales de la cocina internacional. Verá cuáles son las mejores combinaciones posibles desde los entrantes hasta los postres y qué bebidas son las más adecuadas en cada ocasión. En el caso de que uno de los platos que le ofrezcan en el restaurante no se adapte a la alimentación disociada, hallará fácilmente las alternativas más viables.

Por lo tanto, esta pequeña guía práctica no sólo será de gran utilidad para quienes quieran cocinar siguiendo las normas de la alimentación disociada, sino también para aquellos «adictos» que opten por comer fuera de casa y frecuenten restaurantes, bares y establecimientos de comida rápida.

Les deseo que disfruten mucho con las virtudes de la alimentación disociada.

Sonja Carlsson

FUNDAMENTOS DE LA ALIMENTACIÓN DISOCIADA

HISTORIA DE LA ALIMENTACIÓN DISOCIADA

Los principios de la alimentación disociada fueron postulados a principios del siglo XX por un médico norteamericano, el Dr. Howard Hay. Lo que le llevó a su descubrimiento fue la búsqueda de soluciones para paliar una grave enfermedad renal que él mismo padecía. Mediante la aplicación estricta de sus principios consiguió superar por completo esa enfermedad que había llegado a poner en peligro su vida.

Durante décadas han sido muchísimas las personas que han empleado la alimentación disociada para adelgazar y estabilizar su peso óptimo. También es de gran utilidad para ayudar a la curación de enfermedades metabólicas cuyo origen sea alimentario, como es el caso de la gota y la hipertensión. De todos modos, nunca habrá que considerar a la alimentación disociada como una «dieta milagrosa» ni pretender emplearla para curar enfermedades. Jamás podrá sustituir a un médico y los tratamientos específicos para cada caso.

HACIA UNA ALIMENTACIÓN MÁS SANA

La decisión de seguir una alimentación disociada no implica un compromiso de por vida, pero es ideal para orientarse hacia una forma más sana de nutrición. El que haya tenido la oportunidad de experimentar en sí mismo las virtudes de una dieta más sana y equilibrada, con gran aporte de vegetales, no tardará en olvidar sus antiguos hábitos alimentarios. Lo de menos es si va a seguir su dieta de alimentación disociada para siempre o solamente durante algún tiempo. Si gracias a la alimentación disociada consigue modificar su dieta habitual y se orienta hacia una alimentación más saludable, ya habrá recorrido un importante trecho en su camino hacia el éxito.

LOS TRES PRINCIPIOS BÁSICOS

Según el Dr. Hay, la alimentación disociada se basa en tres principios fundamentales: una alimentación natural, el equilibrio entre ácidos y bases y las «leyes químicas de la digestión».

1. Alimentación natural

Para una alimentación sana es muy importante que los alimentos sean lo más naturales posible y que lleguen a la mesa muy frescos. Conviene prescindir de conservas, alimentos preparados, azúcar y dulces, pues no encajan en los principios de la alimentación disociada. La carne y los embutidos se tomarán en poca cantidad y no a diario, mientras que los vegetales constituirán la parte más importante de la dieta. El pan y otros derivados de cereales serán del tipo integral. El aceite y la margarina son muy importantes, ya que son ricos en ácidos grasos poliinsaturados. Los aceites preferentemente deben provenir de un prensado en frío (para platos fríos), mientras que los platos calientes pueden guisarse con mantequilla derretida. Asimismo, es preferible prescindir de los fritos y de mojar pan en el aceite resultante de los mismos.

2. Equilibrio entre ácidos y bases

Al digerir los alimentos, nuestro cuerpo no solamente obtiene un aporte energético sino que también genera una cierta cantidad de ácidos y bases que el organismo tiene que degradar, para lo cual cuenta con diversos sistemas tampón que le permiten conseguir un equilibrio entre dichos ácidos y bases. Nuestra alimentación habitual suele producir un exceso de ácidos. Para que no se acumulen en el organismo y puedan llegar a producir enfermedades, es necesario compensar su exceso mediante alimentos que aporten bases. Por desgracia los alimentos ricos en bases no suelen ser muy abundantes en nuestra dieta dado que comemos demasiado poca fruta y verdura. Por lo tanto, una de las cosas que nos propone el Dr. Hay es reducir los alimentos que nos proporcionan ácidos y aumentar las dosis de los básicos, hasta conseguir que la relación entre ácidos y bases sea de 20 : 80.

FUNDAMENTOS DE LA ALIMENTACIÓN DISOCIADA

Selección de los principales alimentos que generan ácidos y bases
Muy acidificantes: Carne, pescado, huevos, queso seco, azúcar, miel, dulces, pasteles, bollería, productos a base de harina blanca, café, té negro, cacao.
Ligeramente acidificantes: Grasas, aceite, cereales integrales, productos con harina integral, arroz, frutos secos, queso fresco.
Formadores de bases: Verdura, ensaladas, hortalizas, setas, la mayoría de las frutas frescas, patatas, leche, yogur, algunas aguas minerales (pobres en ácido carbónico y ricas en carbonatos), zumos de frutas y de verduras.

En la práctica esto supondría combinar unos 100 gramos de carne con 400 gramos de verdura.

3. Las «leyes químicas de la digestión»

Según el Dr. Hay es muy importante que durante las comidas separemos los carbohidratos y las proteínas, pues estos dos tipos de nutrientes se obstaculizan entre sí durante la digestión y en los procesos metabólicos siguientes si son ingeridos a la vez. El Dr. Hay llega a la conclusión de que si dejamos transcurrir cierto tiempo entre la ingestión de productos ricos en proteínas y los que aportan principalmente carbohidratos conseguiremos una mejor digestión y se regularizarán los procesos metabólicos. También recomienda no ingerir alimentos ricos en proteínas pasada la hora del almuerzo pues el organismo las digiere peor en la segunda mitad del día.

ALGUNAS ACLARACIONES ACERCA DE LOS POSTULADOS DEL DR. HAY

Ha pasado casi un siglo desde que el Dr. Hay enunciase sus teorías, por lo que algunos de sus postulados deberán ser analizados desde nuevos puntos de vista. Tal es el caso de las referencias a la carne de cerdo, el vinagre y las legumbres.

Carne de cerdo

El Dr. Hay desaconseja la carne de cerdo por tratarse de animales sometidos a una cría masiva, y la señala con el símbolo (–). Sin embargo, en la actualidad todos los animales de consumo se reproducen de forma industrial, y en el caso de las gallinas se llega a extremos aún mucho peores que en el de los cerdos. Si se trata de animales tratados de forma correcta no hay nada que objetar a la carne de cerdo.

Vinagre

El Dr. Hay también prescinde del vinagre. Sin embargo no tiene nada en contra del vino, del que procede el vinagre. Mientras que el zumo de limón y otros condimentos tienen siempre el mismo sabor, el vinagre nos ofrece una amplia gama de variedades y gustos. Decida usted mismo/a si realmente quiere erradicarlo de su cocina.

Legumbres

Las legumbres también quedan fuera del ámbito de la alimentación disociada, si bien son saludables, nutritivas y aportan mucha fibra. También es incomprensible que se prohíban los cacahuetes, pues su composición es similar a la de las nueces y éstas sí están permitidas por el Dr. Hay.

Tomates

Según el Dr. Hay, los tomates frescos deben incluirse en el grupo neutro mientras que los tomates guisados pertenecen al de las proteínas. A pesar de que ya hace muchos años que me ocupo del tema de la alimentación disociada y de que he consultado a numerosos especialistas, sigo sin encontrar la lógica de esta distribución. Nadie ha podido decirme por qué Hay hace esta distinción. A mí me parece que no debería haber ninguna diferencia. El Dr. Hay coloca a las otras verduras, como los pepinos, en un mismo grupo tanto si están crudas como cocinadas. ¿Por qué los tomates no? Será mejor dejarlo y considerar que los tomates son siempre «neutrales», estén como estén.

Planificación diaria

Tampoco hay que ser demasiado estricto por lo que respecta a la distribución diaria de las comidas ricas en carbohidratos o en proteínas. Si trabajamos todo el día fuera de casa, lo más probable es que por la noche nos guste disfrutar de una cena familiar en la que también se pueda incluir carne, pescado o huevos. Lo ideal es experimentar un poco hasta ver qué alimentos son los que nos sientan mejor para cenar.

Bebidas

Aparte del hecho de ser acidificantes, al Dr. Hay no le debían gustar nada las bebidas calientes tales como el café, el cacao y el té negro, pues las clasifica como «caprichos» que están fuera de lugar en una alimentación disociada.

Realmente tampoco es necesario prescindir por completo de estos productos, pues acabaría generándose una sensación de frustración. Lo mejor es que los consumidores empedernidos procuren limitar un poco sus dosis.

Para tener éxito a largo plazo es necesario darse cuenta de que la alimentación disociada no es un sistema férreo, sino una forma de conseguir alimentarse de forma saludable y que acepta múltiples variaciones. La comida tiene que ser agradable y apetitosa. A largo término no hay ninguna dieta que pueda funcionar a base de reglas fijas y prohibiciones. Solamente seguiremos un sistema si éste implica comidas apetitosas, equilibradas y variadas. Y esto es exactamente lo que propone la alimentación disociada.

FUNDAMENTOS DE LA ALIMENTACIÓN DISOCIADA

EL SISTEMA DE DISOCIACIONES SEGÚN EL DR. HAY

El Dr. Hay propone clasificar a los alimentos en tres grupos principales: el de las proteínas, el de los carbohidratos y el grupo neutro. Para incluir a un alimento en un grupo u otro se basa en la naturaleza de los productos metabólicos (ácidos o bases) que se generan tras su digestión.

Tres grupos

En el caso de los productos incluidos en el grupo de las proteínas, por ejemplo, no se atiende exclusivamente a su contenido proteico, sino más bien a la forma en la que se presentan dichas proteínas (cocinadas, desnaturalizadas o crudas), qué otros nutrientes las acompañan (es frecuente que las proteínas vengan acompañadas de grasas) y qué proporción de ácidos y bases se producen durante su digestión. Y lo mismo se aplica a los alimentos del grupo de los carbohidratos. Por regla general, no deben mezclarse en una misma comida alimentos del grupo de las proteínas con otros pertenecientes al grupo de los carbohidratos, mientras que los elementos del grupo neutro pueden combinarse con cualquier otro.

Alimentos desaconsejables

Con el signo (–) señalaremos aquellos alimentos de los que conviene prescindir si se sigue una dieta de alimentación disociada, bien porque no se traten de elementos naturales e integrales (azúcar, extracto de vinagre, comidas preparadas, conservas, leche UHT) o porque su composición o su digestibilidad no encajan con la alimentación disociada, como es el caso de algunas legumbres, que son difíciles de digerir y tienen un elevado porcentaje de proteínas y carbohidratos.

FUNDAMENTOS DE LA ALIMENTACIÓN DISOCIADA

1. Productos del grupo de las proteínas (PR)

- Cualquier tipo de carne, pescado o ave que haya sido cocinada (por ejemplo: ternera, cordero, pollo, pavo, pularda, etc.) y marisco. Hay que tener cuidado con la carne de cerdo.
- Embutidos, jamón en dulce, patés, carnes en adobo, etc.
- Huevos.
- Leche descremada o semidesnatada.
- Quesos curados con un contenido graso de hasta el 45 % (excepto el parmesano).
- La mayoría de las frutas frescas, como las bayas (a excepción de los mirtilos), frutas con hueso y drupas, manzana ácida (las dulces y blandas pertenecen al grupo de los carbohidratos), cítricos, frutas exóticas o subtropicales (a excepción de los higos, dátiles y plátanos frescos).
- Zumos de frutas, vino y cava.

A tener en cuenta

Las salsas y aderezos para condimentar los alimentos del grupo de las proteínas hay que prepararlos a base de zumo de limón o crema de leche. También se puede emplear algo de vinagre. El rebozado de las carnes se realiza con huevo y una mezcla de queso parmesano y sésamo, pero para rebajar las calorías es preferible renunciar a las carnes y pescados rebozados. Si es necesario hacer una pasta con carne, en vez de emplear pan mojado hay que utilizar zanahoria rallada o *zucchini* triturados. Para la preparación de dulces y postres del grupo de las proteínas (macedonia de frutas, sorbetes, etc.) pueden emplearse pequeñas cantidades de endulzantes pertenecientes al grupo de los carbohidratos.

FUNDAMENTOS DE LA ALIMENTACIÓN DISOCIADA

2. Productos del grupo de los carbohidratos (CH)

- Cereales tales como carraón, avena, centeno, espelta, trigo, trigo sarraceno, etcétera.
- Cereales integrales, harinas, cáscaras de grano.
- Féculas y otros derivados de los cereales (copos de cereales, pan, pasta, sémola, Maizena), harinas integrales, pasta de harina integral, bollería (sin huevo) a base de harina integral.
- Pan de comino.
- Arroz, arroz silvestre.
- Patatas.
- Boniatos.
- Castañas.
- Alcachofa del Canadá.
- Plátanos, manzana dulce, higos y dátiles frescos.
- Frutos secos no sulfatados, a excepción de las pasas.
- Edulcorantes (azúcar moreno, miel, fructosa, jarabe de fruta, jarabe de arce).
- Cerveza.

A tener en cuenta

Las salsas y condimentos para los alimentos de este grupo se prepararán a base de derivados lácteos ácidos. Para rebozar se empleará comino y yema de huevo, pero nunca la clara. Remueva la yema con algo de crema de leche, añádale un triturado de verdura o patata, y ya puede rebozar como de costumbre.

FUNDAMENTOS DE LA ALIMENTACIÓN DISOCIADA

3. Productos del grupo neutro (N)

- Verdura (excepto patata, boniato y batata), tomate y concentrado de tomate.
- Ensaladas, hierbas aromáticas, setas.
- Semillas (incluidas las de legumbres secas).
- Derivados lácteos de carácter ácido (crema, crema de leche, kéfir, yogur), queso fresco de cualquier tipo (incluida la mozzarella y el queso de oveja), quesos con un contenido graso superior al 50 %, nata, crema fresca, parmesano.
- Mirtilos, uvas no sulfatadas, olivas.
- Semillas, granos y nueces (sésamo, avellanas, almendras, piñones, pipas de girasol, semillas de lino, etc., pero no las castañas). Los cacahuetes no se incluyen en este grupo, sino en el de las leguminosas.
- Grasas y aceites (de origen animal o vegetal), mantequilla, margarinas ricas en ácido linoleico.
- Yema de huevo, mayonesa casera.
- Carne cruda (carpaccio y steak tártaro), pescado crudo (arenque en salazón, bacalao), carne y pescado ahumados en crudo (jamón, arenque, trucha, jurel), embutidos crudos tales como salami y diversos tipos de salchichas (pero a ser posible sin carne de cerdo, o por lo menos eso es lo que preconizaba el Dr. Hay…).
- Gelatina, Agar-Agar.
- Licores y bebidas alcohólicas de alta graduación (¡pero en pequeñas cantidades!)
- Concentrados de verduras, agua mineral (con poco ácido carbónico), infusiones de hierbas, té mate.

FUNDAMENTOS DE LA ALIMENTACIÓN DISOCIADA

4. Productos de los que sería mejor prescindir

- Azúcar refinado, edulcorantes, dulces.
- Mermeladas, confituras, crema de chocolate.
- Conservas y alimentos preparados, incluyendo yogurs de frutas, sopas y ensaladas preparadas, mayonesa, ketchup y salsas aromáticas. Pueden emplearse productos congelados.
- Carne de cerdo y derivados cárnicos de animales de procedencia dudosa o de reproducción masiva (ver página 14).
- Vinagre y extracto de vinagre (ver página 14).
- Grasas para freír.
- Coca Cola, refrescos comerciales de naranja o limón. En vez de eso es mejor saciar la sed con agua mineral, zumo de frutas natural o infusiones de hierbas.
- Leche UHT y leche condensada.
- Té negro, café, cacao (son mejores las infusiones de hierbas).

A tener en cuenta

El Dr. Hay recomienda que los que padezcan del riñón eviten abusar de las espinacas así como del ruibarbo, las castañas, los rábanos, la mostaza y la pimienta. También conviene consumir poca carne, especialmente por lo que se refiere a productos ahumados o en salazón. Éstos contienen sustancias potencialmente cancerígenas, sobre todo si la carne es sometida a temperaturas muy elevadas (asada o a la parrilla). Es importante limitar el consumo de sal de cocina.

FUNDAMENTOS DE LA ALIMENTACIÓN DISOCIADA

LA DOSIFICACIÓN SEGÚN EL DR. HAY

Procure atenerse a la rutina de cinco comidas diarias y a las cantidades que se indican, así como a no ayunar ni comer en exceso, ya que solamente así conseguirá estabilizar su peso a largo plazo. Elija entre las comidas a base de proteínas o de carbohidratos. Los alimentos que se citan son puramente orientativos; si usted ya tiene alguna experiencia en este campo, le será fácil combinar muchos otros alimentos de cada grupo según sus preferencias personales.

Desayuno (a elegir)

1. A base de carbohidratos (CH)

Una rebanada de pan integral (50 g), o un panecillo integral, o tres tostadas, con una fina capa de mantequilla o margarina. Añadir 30 g de salami o jamón serrano, o 25-30 g de queso del grupo neutral, o dos cucharadas de requesón con dos cucharaditas de miel, o müsli (copos de avena, granos de cereales reblandecidos, plátano o manzana dulce, nueces, miel y yogur).

2. A base de proteínas (PR)

Dos huevos revueltos o fritos con poco aceite, o dos huevos duros. Añadir tomate, setas, pepino u otros vegetales del grupo neutral, pero nada de pan.

3. Desayuno a base de alimentos básicos (frutas)

Frutas frescas de temporada pertenecientes al grupo de las proteínas. Puede consumirse la cantidad que se desee.

Como bebida es preferible tomar una infusión de hierbas, pero también puede optarse por el café o el té negro.

Durante la mañana

(Tanto si se ha optado por el desayuno a base de proteínas como por el de carbohidratos)

FUNDAMENTOS DE LA ALIMENTACIÓN DISOCIADA

Una hora después del desayuno: un vaso de infusión de hierbas o agua mineral.

Dos horas después del desayuno: un vaso de infusión de hierbas o agua mineral.

Dos horas y media después del desayuno (a elegir): 200 g de fruta fresca del grupo de las proteínas, o 200 ml de leche, o 250 g de productos lácteos ácidos, o un batido de 100 g de fruta del grupo de las proteínas con 125 ml de leche o yogur líquido. O un plátano y 250 g de yogur líquido (como bebida), o un plátano y 150 g de yogur (puede endulzarse con miel).

Media hora antes del almuerzo: un vaso de infusión de hierbas o agua mineral.

Almuerzo (a elegir)

1. A base de carbohidratos (CH)

50 g de cereales, o 50 g de arroz integral (peso en crudo), o 50 g de pasta integral (peso en crudo), o 200 g de patatas. Se añaden 400 g de verdura y/o ensalada y de 30 a 50 g de productos del grupo neutral, tales como grasas, aceite, nata, queso fresco, queso curado con más de un 50 % de contenido graso, nueces, yema de huevo o jamón serrano. Para beber puede tomarse agua, zumo de verduras o cerveza.

2. A base de proteínas (PR)

De 100 a 150 g de carne o de 150 a 200 g de pescado, o dos huevos, o 60 g de queso del grupo de las proteínas, u 80 g de embutidos del grupo de las proteínas. Añadir 400 g de verdura y/o ensalada, y de 30 a 50 g de productos del grupo neutral, tales como grasas, aceite, nata, queso fresco, queso curado con más de un 50 % de contenido graso, o frutos secos. Para beber puede tomarse agua, zumo de verduras, zumo de frutas o vino.

Durante la tarde

(Después del almuerzo se aconseja consumir solamente carbohidratos).

FUNDAMENTOS DE LA ALIMENTACIÓN DISOCIADA

Tres veces, a intervalos de una hora: un vaso de infusión de hierbas o agua mineral.

Media hora después de la última bebida (a elegir): Un plátano grande, o una manzana dulce grande, o una porción de pastel, o tres galletas, o una tostada con requesón y miel, o 200 g de yogur líquido con una cucharada sopera de copos de avena integral y una cucharadita de miel.

Media hora antes de la cena: un vaso de infusión de hierbas o agua mineral.

Cena

(Por la noche se recomienda ingerir únicamente alimentos a base de carbohidratos, a elegir).

50 g de cereales o, 100 g de pan integral, o 50 g de arroz integral (peso en crudo), o 50 g de pasta integral (peso en crudo), o 200 g de patatas. Añadir 400 g de verduras y/o ensalada, de 30 a 50 g de productos del grupo neutral tales como grasa, aceite, nata, queso curado con más de un 50 % de contenido graso, crema fresca, queso fresco, etc. Para beber puede tomarse agua, cerveza o zumo de verduras.

Recomendación

El Dr. Hay aconseja procurar no beber nada durante las comidas, pues ya se bebe mucho entre ellas.

LOS ALIMENTOS

TABLA DE ALIMENTOS

En esta tabla se indica el aporte energético de diversos alimentos, tanto por cada 100 g de peso como por porción (expresada en gramos o en mililitros), así como el grupo al que pertenecen según las normas de la alimentación disociada.

PR = proteínas
CH = carbohidratos
N = grupo neutral

Alimento	Kcal por 100 g	Kcal por porción (g o ml)	Grupo
Leche y productos lácteos			
1. Leche			
Leche de yegua	47	47/100 ml	N
Leche desnatada (0,3 % de grasa)	35	70/200 ml	PR
Leche entera (3,5 % de grasa)	64	128/200 ml	N
Leche natural (3,8 % de grasa)	67	134/200 ml	N
Leche no pasteurizada (3,8 % de grasa)	67	134/200 ml	N
Leche semidesnatada (1,5 % de grasa)	47	94/200 ml	PR
2. Productos lácteos			
Batido de yogur bajo en calorías	37	56/150 g	N
Crema de kéfir (10 % de grasa)	125	63/50 g	N
Crema doble (mín. 40 % de grasa)	418	125/30 g (= 1 cuch.)	N
Crema fresca (mín. 30 % de grasa)	318	95/30 g (= 1 cuch.)	N
Cuajada (1,5 % de grasa)	46	69/150 g	N
Cuajada (10 % de grasa)	120	60/50 g	N
Cuajada (3,5 % de grasa)	64	96/150 g	N
Kéfir (3,5 % de grasa)	64	96/150 g	N

LOS ALIMENTOS

Alimento	Kcal por 100 g	Kcal por porción (g o ml)	Grupo
Kéfir bajo en calorías (1,5 % de grasa)	46	92/200 g	N
Leche condensada (10 % de grasa)	175	18/10 g	N
Leche condensada (7,5 % de grasa)	132	13/10 g	N
Nata (10 % de grasa)	118	30/25 g (= 1 cuch.)	N
Nata (18 % de grasa)	188	47/25 g (= 1 cuch.)	N
Nata (24 % de grasa)	248	74/30 g (= 1 cuch.)	N
Nata dulce (30 % de grasa)	293	147/50 g	N
Nata para el café (12 % de grasa)	136	14/10 g	N
Suero de leche	36	42/125 ml	N
Suero de mantequilla	34	68/200 g	N
Ymer	74	74/100 g	N
Yogur bajo en calorías	34	51/150 g	N
Yogur natural (1,5 % de grasa)	46	69/150 g	N
Yogur natural (3,5 % de grasa)	64	96/150 g	N
Yogur natural (3,8 % de grasa)	66	99/150 g	N
3. Quesos frescos			
(Contenido graso referido a la masa en seco)			
Mascarpone (más del 80 % de grasa)	460	138/30 g (= 1 cuch.)	N
Mozzarella (leche de búfalo, 45 % de grasa)	255	128/50 g	N
Mozzarella (leche de vaca, 45 % de grasa)	225	113/50 g	N
Queso de leche de oveja (40 % de grasa)	219	110/50 g	N
Queso de leche de oveja (45 % de grasa)	239	120/50 g	N
Queso estratificado (10 % de grasa)	82	21/25 g (= 1 cuch.)	N
Queso estratificado (20 % de grasa)	100	25/25 g (= 1 cuch.)	N
Queso estratificado (40 % de grasa)	147	44/30 g (= 1 cuch.)	N
Queso fresco (50 % de grasa)	189	57/30 g (= 1 cuch.)	N
Queso fresco (60 % de grasa)	253	76/30 g (= 1 cuch.)	N
Queso fresco (70 % de grasa)	312	94/30 g (= 1 cuch.)	N
Queso fresco granuloso (20 % de grasa)	100	25/25 g (= 1 cuch.)	N
Requesón (20 % de grasa)	100	25/25 g (= 1 cuch.)	N
Requesón (40 % de grasa)	160	48/30 g (= 1 cuch.)	N

TABLA DE ALIMENTOS

Alimento	Kcal por 100 g	Kcal por porción (g o ml)	Grupo
Requesón bajo en calorías	70	18/25 g (= 1 cuch.)	N
4. Quesos			
(Contenido graso referido a la masa en seco)			
Appenzeller (50 % de grasa)[1]	390	98/25 g[1]	N
Balsfjord (45 % de grasa)	347	87/25 g	PR
Bavaria blue (70 % de grasa)	414	124/30 g	N
Bel Paese (50 % de grasa)	374	94/25 g	N
Bergkäse alemán (50 % de grasa)	394	99/25 g	N
Bleu d'Auvergne (50 % de grasa)	360	108/30 g	N
Bleu de Bresse (50 % de grasa)	360	108/30 g	N
Bresso (70 % de grasa)	419	126/30 g	N
Brie (45 % de grasa)	281	70/25 g	PR
Brie (50 % de grasa)	315	95/30 g	N
Brie (60 % de grasa)	367	110/30 g	N
Cambozola (70 % de grasa)	414	124/30 g	N
Camembert (30 % de grasa)	207	129/62,5 g	PR
Camembert (40 % de grasa)	257	161/62,5 g	PR
Camembert (45 % de grasa)	281	176/62,5 g	PR
Camembert (50 % de grasa)	315	197/62,5 g	N
Camembert (60 % de grasa)	367	229/62,5 g	N
Cheddar (Chester) (50 % de grasa)	397	99/25 g	N
Danablu (50 % de grasa)	360	108/30 g	N
Danbo (45 % de grasa)	329	82/25 g	PR
Edamer (30 % de grasa)	257	64/25 g	PR
Edamer (40 % de grasa)	303	76/25 g	PR
Emmental (45 % de grasa)	387	97/25 g	PR
Esrom (45 % de grasa)	301	75/25 g	PR
Fontina (45 % de grasa)	329	82/25 g	PR
Geheimrats (50 % de grasa)	358	90/25 g	N
Gjetost (35 % de grasa)	454	114/25 g	PR

[1] A menos que se indique lo contrario, estas raciones corresponden a una loncha de queso.

LOS ALIMENTOS

Alimento	Kcal por 100 g	Kcal por porción (g o ml)	Grupo
Gorgonzola (48 % de grasa)	358	107/30 g	PR
Gouda (48 % de grasa)	346	87/25 g	PR
Gouda (50 % de grasa)	358	90/25 g	N
Gruyère (45 % de grasa)	410	103/25 g	PR
Hardanger	340	85/25 g	PR
Harzer	129	65/50 g	PR
Havarti (45 % de grasa)	328	82/25 g	PR
Hobel (50 % de grasa)	475	119/25 g	N
Jarlsberg (45 % de grasa)	352	88/25 g	PR
Limburger (20 % de grasa)	188	47/25 g (= 2 lonchas)	PR
Limburger (40 % de grasa)	272	68/25 g (= 2 lonchas)	PR
Limburger (60 % de grasa)	382	115/30 g (= 2 lonchas)	N
Maasdamer (45 % de grasa)	356	89/25 g	PR
Münster (45 % de grasa)	295	74/25 g (= 2 lonchas)	PR
Münster (50 % de grasa)	316	79/25 g (= 2 lonchas)	N
Parmesano	386	39/10 g (= 1 cuch.)	N
Pirineos (50 % de grasa)	359	108/30 g	N
Provolone (45 % de grasa)	365	91/25 g	PR
Queso de cabra, blando (45 % de grasa)	281	176/62,5 g	PR
Queso de cabra, duro (45 % de grasa)	355	89/25 g	PR
Queso fundido (45 % de grasa)	387	39/10 g (= 1 cuch.)	PR
Queso para untar (30 % de grasa)	246	62/25 g	PR
Queso para untar (45 % de grasa)	301	75/25 g	PR
Queso para untar (50 % de grasa)	318	95/30 g	N
Queso para untar (60 % de grasa)	385	116/30 g	N
Raclette (48 % de grasa)	346	104/30 g	PR
Raclette (50 % de grasa)	359	108/30 g	N
Romadur (20 % de grasa)	188	47/25 g (= 2 lonchas)	PR
Romadur (40 % de grasa)	272	68/25 g (= 2 lonchas)	PR
Romadur (60 % de grasa)	382	115/30 g (= 2 lonchas)	N
Roquefort (52 % de grasa)	374	112/30 g	N
Sbrinz (45 % de grasa)	426	85/20 g	PR
Tête de Moine (50 % de grasa)	388	78/20 g	N

TABLA DE ALIMENTOS

Alimento	Kcal por 100 g	Kcal por porción (g o ml)	Grupo
Tilsiter (45 % de grasa)	328	82/25 g	PR
Tilsiter (50 % de grasa)	359	108/30 g	N
Trappisten (45 % de grasa)	345	86/25 g	PR
Vacherin de Friburgo (50 % de grasa)	357	107/30 g	N
Weinkäse (20 % de grasa)	196	59/30 g	PR
Weinkäse (45 % de grasa)	295	89/30 g	PR
Weisslacker (45 % de grasa)	294	88/30 g	PR
Weisslacker (50 % de grasa)	327	98/30 g	N
Huevos de gallina			
Clara de huevo mediano	–	16/33 g	PR
Huevo entero (sin cáscara)	159	159/100 g	PR
Huevo extra (más de 73 g)	–	72/unidad (= 110 g sin cáscara)	PR
Huevo grande (63-73 g)	–	94/unidad (= 59 g sin cáscara)	PR
Huevo mediano (53-63 g)	–	80/unidad (= 50 g sin cáscara)	PR
Huevo pequeño (menos de 53 g)	–	72/unidad (= 45 g sin cáscara)	PR
Yema de huevo mediano		68/19 g	N
Grasas y aceites			
1. Grasas animales			
Manteca	897	90/10 g (= 1 cucharada)	N
Manteca de cerdo	898	90/10 g (= 1 cuch.)	N
Manteca de oca	896	90/10 g (= 1 cuch.)	N
Manteca de vaca	872	87/10 g (= 1 cuch.)	N (–)
Mantequilla	754	75/10 g (= 1 cuch.)	N
Mantequilla baja en calorías	385	39/10 g (= 1 cuch.)	N

(–) Significa que no es apto para la alimentación disociada.

LOS ALIMENTOS

Alimento	Kcal por 100 g	Kcal por porción (g o ml)	Grupo
2. Grasas y aceites vegetales			
Aceite de coco	894	89/10 g (= 1 cuch.)	N (–)
Aceite de palma	894	89/10 g (= 1 cuch.)	N (–)
Aceite vegetal (promedio)	899	90/10 g (= 1 cuch.)	N
Grasa para freír	894	89/10 g (= 1 cuch.)	N (–)
Margarina (promedio)	722	72/10 g (= 1 cuch.)	N
Margarina baja en calorías	368	37/10 g (= 1 cuch.)	N
Margarina dietética (rica en ácidos grasos poliinsaturados)	722	72/10 g (= 1 cuch.)	N
Mayonesas			
Mayonesa casera para ensaladas, con 50 % de aceite	499	100/20 g (= 1 cuch.)	N
Mayonesa casera, con 80 % de aceite	752	150/20 g (= 1 cuch.)	N
Salsa *remoulade* casera con 50 % de aceite	480	96/20 g (= 1 cuch.)	N
Salsa *remoulade* casera con 80 % de aceite	735	147/20 g (= 1 cuch.)	N
Pescado y marisco			
1. Peces de agua dulce (*)			
Anguila	281	351/125 g	PR
Brema	116	174/150 g	PR
Carpa	115	173/150 g	PR
Coregónidos	100	150/150 g	PR
Lucio	82	123/150 g	PR
Lucioperca	83	125/150 g	PR
Perca	81	122/150 g	PR
Salmón	202	303/150 g	PR
Siluro	163	245/150 g	PR
Tenca	77	116/150 g	PR
Trucha de río	102	153/150 g	PR

(*) A menos que se indique lo contrario, los grupos hacen referencia a alimentos cocinados.

TABLA DE ALIMENTOS

Alimento	Kcal por 100 g	Kcal por porción (g o ml)	Grupo
2. Peces marinos (*)			
Abadejo	77	116/150 g	PR
Anchoa	72	108/150 g	PR
Arenque del Báltico	155	233/150 g	PR
Arenque entero	193	290/150 g	PR
Atún	226	113/50 g	PR
Boquerón	216	108/50 g	PR
Carne de ballena	123	92/75 g	PR
Dorada	101	76/75 g	PR
Filete de arenque	207	311/150 g	PR
Filete de merluza	68	102/150 g	PR
Gobio	88	132/150 g	PR
Halibut	101	152/150 g	PR
Jurel	180	270/150 g	PR
Lenguado	83	125/150 g	PR
Lenguado de playa	86	129/150 g	PR
Lota	81	122/150 g	PR
Merluza	73	110/150 g	PR
Pez espada	117	176/150 g	PR
Picuda	91	137/150 g	PR
Platija	72	108/150 g	PR
Platija de playa	105	158/150 g	PR
Rodaballo	82	123/150 g	PR
Salmón marino	80	120/150 g	PR
Salmonete	120	180/150 g	PR
Sardina	124	93/75 g	PR
3. Productos de pescado			
Abadejo ahumado	93	140/150 g	N
Anguila ahumada	329	494/150 g	N
Arenque ahumado	224	336/150 g	N

(*) A menos que se indique lo contrario, los grupos hacen referencia a alimentos cocinados.

LOS ALIMENTOS

Alimento	Kcal por 100 g	Kcal por porción (g o ml)	Grupo
Arenque Bismarck	210	315/150 g	N
Arenque en salazón	218	327/150 g	N
Caviar ruso	244	37/15 g (=1 cuch.)	PR
Filete de arenque poco ahumado	267	160/60 g (= 1 filete)	N
Filetes de lucioperca	302	181/60 g (= por unidad)	N
Gobio ahumado	124	186/150 g	N
Jurel ahumado	222	222/100 g (= 1 filete)	N
Platija ahumada	110	165/150 g	N
Salmón adobado	202	152/75 g	N
Salmón ahumado	289	434/150 g	N
Salmón de lago ahumado	98	147/150 g	N
Salmonete ahumado	145	218/150 g	N
Sucedáneo de caviar	115	17/15 g (=1 cuch.)	PR
Trucha ahumada	130	195/150 g (= 2 fil.)	N
4. Marisco (crustáceos y moluscos)(*)			
Bogavante	81	101/125 g	PR
Cangrejo de río	65	81/125 g	PR
Caracoles	73	37/50 g (= 6 unidades)	PR
Concha de Santiago	63	63/100 g	PR
Gambas	87	65/75 g	PR
Langosta	84	105/125 g	PR
Mejillón	51	51/100 g	PR
Ostrapena	54	54/100 g	PR
Ostras crudas	66	50/75 g	N
Pulpo	68	85/125 g	PR

Carne; productos cárnicos y embutidos

1. Carne de cerdo (*) (–)

Alimento	Kcal por 100 g	Kcal por porción (g o ml)	Grupo
Carne magra sin grasa	105	131/125 g	PR (–)

(*) A menos que se indique lo contrario, los grupos hacen referencia a alimentos cocinados.
(–) Significa que no es apto para la alimentación disociada.

TABLA DE ALIMENTOS

Alimento	Kcal por 100 g	Kcal por porción (g o ml)	Grupo
Carrillada	539	539/100 g	PR (–)
Chuleta	150	188/125 g	PR (–)
Codillo	271	271/100 g	PR (–)
Corazón	87	87/100 g	PR (–)
Escalope	106	133/125 g	PR (–)
Filete	106	133/125 g	PR (–)
Hígado	133	133/100 g	PR (–)
Lengua	207	207/100 g	PR (–)
Lomo	271	339/125 g	PR (–)
Menudillos	318	159/50 g	PR (–)
Menudillos condimentados	318	159/50 g	N (–)
Nuca	197	246/125 g	PR (–)
Nuca en salazón	237	296/125 g	PR (–)
Panceta	854	171/20 g	N (–)
Pernil	274	343/125 g	PR (–)
Pies de cerdo	186	233/125 g	PR (–)
Riñón	96	96/100 g	PR (–)
Tripa	261	261/100 g	PR (–)
2. Carne de bovino (*)			
Carne de vaca acecinada	141	42/30 g (= 2 lonchas)	PR
Carne magra sin grasa	105	131/125 g	PR
Carne para caldo	244	305/125 g	PR
Carne picada (cruda)	112	140/125 g	N
Codillo	216	216/100 g	PR
Corazón	124	155/125 g	PR
Costilla	161	201/125 g	PR
Cuello	150	188/125 g	PR
Espalda	153	191/125 g	PR
Filete	121	151/125 g	PR
Filete crudo *(carpaccio)*	121	61/50 g	N

(*) A menos que se indique lo contrario, los grupos hacen referencia a alimentos cocinados.

LOS ALIMENTOS

Alimento	Kcal por 100 g	Kcal por porción (g o ml)	Grupo
Hígado	121	151/125 g	PR
Lengua	209	261/125 g	PR
Luncheon meat	294	147/50 g (= 3 lonchas)	PR
Pata (promedio)	148	185/125 g	PR
Pernil	184	230/125 g	PR
Rabo de buey	184	184/100 g	PR
Rollos de carne	116	145/125 g (sin relleno)	PR
Rosbif	130	163/125 g	PR
3. Carne de ternera (*)			
Callos	99	99/100 g	PR
Carne magra sin grasa	95	119/125 g	PR
Carne para asar (promedio)	112	140/125 g	PR
Chuleta	112	140/125 g	PR
Corazón	114	114/100 g	PR
Escalope	99	124/125 g	PR
Filete	95	119/125 g	PR
Hígado	130	163/125 g	PR
Lengua	128	160/125 g	PR
Muslo	97	121/125 g	PR
Pata	98	123/125 g	PR
Pecho	131	164/125 g	PR
Riñón	128	160/125 g	PR
4. Carne de cordero (*)			
Carne magra sin grasa	112	140/125 g	PR
Chuleta	348	435/125 g	PR
Codillo	234	293/125 g	PR
Corazón	158	198/125 g	PR
Escalope	131	164/125 g	PR
Filete	112	140/125 g	PR

(*) A menos que se indique lo contrario, los grupos hacen referencia a alimentos cocinados.

TABLA DE ALIMENTOS

Alimento	Kcal por 100 g	Kcal por porción (g o ml)	Grupo
Hígado	133	166/125 g	PR
Lengua	194	243/125 g	PR
Muslo	194	243/125 g	PR
Pecho	381	476/125 g	PR
5. Aves, caza y otras carnes (*)			
– Aves			
Corazón de pavo	118	118/100 g	PR
Corazón de pollo	124	124/100 g	PR
Hígado de pavo	111	111/100 g	PR
Hígado de pollo	136	136/100 g	PR
Oca (promedio)	342	428/125 g	PR
Pata de pavo sin piel	114	143/125 g	PR
Pata de pollo con piel	174	218/125 g	PR
Pato (promedio)	227	284/125 g	PR
Pavo adulto (promedio)	212	265/125 g	PR
Pavo joven (promedio)	151	189/125 g	PR
Pechuga de pavo sin piel	105	131/125 g	PR
Pechuga de pollo con piel	145	181/125 g	PR
Pollitos	116	145/125 g	PR
Pollo asado	166	208/100 g	PR
Pollo criado con maíz	151	189/125 g	PR
Pollo hervido	257	257/100 g	PR
– Caza			
Ciervo	112	140/125 g	PR
Conejo (promedio)	152	190/125 g	PR
Faisán	169	211/125 g	PR
Liebre	113	141/125 g	PR
Lomo de corzo	122	153/125 g	PR
Paloma	226	283/125 g	PR

(*) A menos que se indique lo contrario, los grupos hacen referencia a alimentos cocinados.

LOS ALIMENTOS

Alimento	Kcal por 100 g	Kcal por porción (g o ml)	Grupo
Pata de conejo	115	144/125 g	PR
Pata de corzo	97	121/125 g	PR
Pata de jabalí	109	136/125 g	PR
Pato silvestre	227	284/125 g	PR
Pintada	145	181/125 g	PR
– Otras carnes			
Caballo (promedio)	107	134/125 g	PR
Cabra (promedio)	149	186/125 g	PR
6. Embutidos y productos cárnicos			
Bockwurst	277	208/75 g (= 1 pieza)	PR (–)
Bratwurst (de cerdo)	298	224/75 g (= 1 pieza)	PR (–)
Bratwurst (de ternera)	266	200/75 g (= 1 pieza)	PR
Butifarra blanca	287	215/75 g (= 1 unidad)	PR (–)
Butifarra negra	301	75/25 g (= 1 rodaja)	PR (–)
Corned beef (americano)	209	63/30 g	PR
Embutido de pavo	195	29/15 g (= 1 loncha)	PR
Embutido de pollo	73	16/20 g (= 1 rodaja)	PR
Embutido de ternera	106	27/25 g (= 1 rodaja)	PR
Jamón cocido (promedio)	193	58/30 g (= 1 loncha)	PR (–)
Jamón cocido sin grasa	150	45/30 g (= 1 loncha)	PR (–)
Jamón curado	383	38/10 g (= 1 loncha)	N (–)
Kabanossi	394	197/50 g	N (–)
Leberwurst grande (de cerdo)	328	98/30 g	PR (–)
Leberwurst ligero (de ternera)	245	74/30 g	PR
Leberwurst mediano (de cerdo)	257	77/30 g	PR (–)
Mettwurst	352	106/30 g	N (–)
Mettwurst de Braunschweig	403	121/30 g	N (–)
Mortadela	345	52/15 g (= 1 rodaja)	PR (–)
Pastel de carne	297	446/150 g	PR (–)

(–) Significa que no es apto para la alimentación disociada.

TABLA DE ALIMENTOS

Alimento	Kcal por 100 g	Kcal por porción (g o ml)	Grupo
Salami	383	19/5 g (= 1 rodaja)	N (–)
Salami de carne de ternera	232	12/5 (= 1 rodaja)	N
Salami ligero	275	14/5 (= 1 rodaja)	N (–)
Salchicha al curry	300	300/100 g (= 1 pieza)	PR (–)
Salchicha de Frankfurt	272	204/75 g (= 1 pieza)	PR (–)
Salchicha de huevo	281	28/10 g (= 1 rodaja)	PR (–)
Salchicha de Cracovia	264	40/15 g (= 1 rodaja)	PR (–)
Salchicha de Lyon	296	148/50 g	PR (–)
Salchicha de pollo	173	26/15 g (= 1 rodaja)	PR
Salchicha de ternera	320	160/50 g	PR
Salchicha de Turingia	241	72/30 g (= 1 rodaja)	PR (–)
Salchicha de Viena	296	148/50 g (= 1 unidad)	PR (–)
Salmón curado	156	16/10 g (= 1 rodaja)	N (–)
Tajo redondo	128	38/30 g	N
Tocino ahumado	621	93/15 g (= 1 loncha)	N (–)
Tocino de jamón	402	40/10 g (= 1 loncha)	N (–)
7. Caldos preparados y extractos de carne			
Caldo con pasta (preparado)	4	8/200 ml de caldo	PR
Caldo con pasta (soluble)	193	8/200 ml de caldo	PR
Caldo de pollo (preparado)	6	12/200 ml de caldo	PR
Caldo de pollo (soluble)	293	12/200 ml de caldo	PR
Caldo espeso (preparado)	7	14/200 ml de caldo	PR
Caldo espeso (soluble)	351	14/200 ml de caldo	PR
Extracto de carne (concentrado seco)	247	10/200 ml de caldo	PR
Extracto de carne (listo para tomar)	5	10/200 ml de caldo	PR
Sopa de carne (preparada)	14	28/200 ml de caldo	PR
Sopa de carne (soluble)	700	28/200 ml de caldo	PR
Sopa de carne ligera (preparada)	6	12/200 ml de caldo	PR
Sopa de ternera (preparada)	3	6/200 ml de caldo	PR
Sopa de ternera (soluble)	150	6/200 ml de caldo	PR

(–) Significa que no es apto para la alimentación disociada.

LOS ALIMENTOS

Alimento	Kcal por 100 g	Kcal por porción (g o ml)	Grupo
Cereales y sus derivados			
1. Granos, harinas y sus derivados			
Amaranto	365	37/10 g (= 1 cuch.)	CH
Arroz silvestre crudo	348	70/20 g (= 1 cuch.)	CH
Arroz silvestre hervido	116	174/150 g (= 1 cuch.)	CH
Brotes de cereales tiernos (promedio)	73	22/30 g	N
Cebada en grano	315	63/20 g (= 1 cuch.)	CH
Cebada perlada	338	68/20 g (= 1 cuch.)	CH
Copos de avena integrales	354	35/10 g (= 1 cuch.)	CH
Copos de avena solubles	351	35/10 g (= 1 cuch.)	CH
Copos de centeno	307	31/10 g (= 1 cuch.)	CH
Copos de trigo	311	31/10 g (= 1 cuch.)	CH
Grano de avena	359	72/20 g (= 1 cuch.)	CH
Grano de carraón	320	64/20 g (= 1 cuch.)	CH
Grano de centeno	293	59/20 g (= 1 cuch.)	CH
Grano de maíz	333	67/20 g (= 1 cuch.)	CH
Grano de millo descapsulado	354	71/20 g (= 1 cuch.)	CH
Grano de trigo	304	61/20 g (= 1 cuch.)	CH
Harina de arroz	351	35/10 g (= 1 cuch.)	CH
Harina de carraón	332	33/10 g (= 1 cuch.)	CH
Harina de centeno tipo 1150	295	30/10 g (= 1 cuch.)	CH
Harina de centeno tipo 815	300	30/10 g (= 1 cuch.)	CH
Harina de centeno tipo 997	299	30/10 g (= 1 cuch.)	CH
Harina de trigo tipo 1050	330	33/10 g (= 1 cuch.)	CH
Harina de trigo tipo 405	339	34/10 g (= 1 cuch.)	CH
Harina de trigo tipo 550	339	34/10 g (= 1 cuch.)	CH
Harina integral de centeno tipo 1800	273	27/10 g (= 1 cuch.)	CH
Harina integral de trigo tipo 1700	306	31/10 g (= 1 cuch.)	CH
Maíz integral	333	50/15 g (= 1 cuch.)	CH
Maíz molido	339	51/15 g (= 1 cuch.)	CH
Preparado para müsli (promedio)	394	79/20 g (= 1 cuch.)	CH
Salvado de trigo	176	5/3 g (= 1 cucharadita)	CH
Sémola de avena	361	54/15 g (= 1 cuch.)	CH

TABLA DE ALIMENTOS

Alimento	Kcal por 100 g	Kcal por porción (g o ml)	Grupo
Sémola de trigo	324	49/15 g (= 1 cuch.)	CH
Trigo molido	400	40/10 g (= 1 cuch.)	CH
Trigo sarraceno (integral)	340	34/10 g (= 1 cuch.)	CH
Trigo sarraceno (sémola)	345	35/10 g (= 1 cuch.)	CH
Trigo sarraceno (sin cáscara)	340	68/20 g (= 1 cuch.)	CH
2. Féculas			
Fécula de arroz	343	34/10 g (= 1 cuch.)	CH
Fécula de maíz	346	35/10 g (= 1 cuch.)	CH
Fécula de patata	336	34/10 g (= 1 cuch.)	CH
Fécula de trigo	333	33/10 g (= 1 cuch.)	CH
3. Panes			
Baguette	270	27/10 g (= 1 rebanada)	CH
Brezel	239	120/50 g (= 1 unidad)	CH
Pan blanco	238	60/25 g (= 1 reb.)	CH
Pan crujiente	318	32/10 g (= 1 reb.)	CH
Pan de centeno	216	97/45 g (= 1 reb.)	CH
Pan de centeno integral	193	87/45 g (= 1 reb.)	CH
Pan de grano mixto	230	104/45 g (= 1 reb.)	CH
Pan de trigo integral	199	90/45 g (= 1 reb.)	CH
Pan de trigo mixto	225	101/45 g (= 1 reb.)	CH
Pan integral con pipas de girasol	244	122/50 g (= 1 reb.)	CH
Panecillo blanco	272	136/50 g (= 1 unidad)	CH
Panecillo de centeno	210	105/50 g (= 1 unidad)	CH
Pumpernickel rectangular	182	91/50 g (= 1 reb.)	CH
Pumpernickel redondo	182	36/20 g (= 1 reb.)	CH
Tostada de pan de trigo	257	64/25 g (= 1 reb.)	CH
4. Pasta (*)			
Espaguetis hervidos	145	290/200 g	CH

(*) A menos que se indique lo contrario, los grupos hacen referencia a alimentos cocinados.

LOS ALIMENTOS

Alimento	Kcal por 100 g	Kcal por porción (g o ml)	Grupo
Masa sin huevo, cocinada	145	181/125 g	CH
Masa sin huevo, cruda	362	181/50 g	CH
Pasta al huevo, cruda	347	174/50 g	CH (–)
Pasta al huevo, hervida	139	174/125 g	CH (–)
Pasta integral, cruda	343	172/50 g	CH
Pasta integral, hervida	137	172/125 g	CH

Verduras, legumbres, setas
1. Verduras, ensaladas y hierbas aromáticas (**)

Alimento	Kcal por 100 g	Kcal por porción (g o ml)	Grupo
Acedera, hoja	23	2/10 g	N
Acelga	14	28/200 g	N
Acelga roja	41	62/150 g	N
Achicoria	16	28/175 g	N
Ajo	135	4/3 g (= 1 diente)	N
Alcachofa	22	22/100 g	N
Apio, hojas	23	7/30 g	N
Apio, tubérculo	18	27/150 (= 1 pieza)	N
Batata	29	58/200 g	CH
Berenjena	17	26/150 g	N
Berro	17	5/30 g	N
Boniato	108	194/180 g	CH
Brócoli	27	95/350 g	N
Calabaza	25	25/100 g	N
Calabaza dulce	47	47/100 g	N

(**) A menos que se indique lo contrario, las calorías se refieren a productos crudos.
(–) Significa que no es apto para la alimentación disociada.
Nota: Las raciones de verduras y ensaladas que se recomiendan en la alimentación disociada es mejor prepararlas con productos variados. Para las comidas principales hay que calcular una ración de 400 g de verdura o ensalada por persona. Ésta puede prepararse, por ejemplo, con 150 g de zanahoria, 100 g de guisantes y 150 g de espárragos, aunque estas proporciones pueden variar según los gustos de cada uno. Naturalmente, nada impide consumir los 400 g de una misma variedad, es decir, 400 g de espárragos o 400 g de zanahoria.

TABLA DE ALIMENTOS

Alimento	Kcal por 100 g	Kcal por porción (g o ml)	Grupo
Cardamina	33	7/20 g	N
Cebolla	28	20/70 g (= 1 unidad)	N
Cebolla de primavera	25	25/100 g	N
Cebolleta	27	1/3 g	N
Chirivía	22	33/150 g	N
Col de Bruselas	38	95/250 g	N
Col rizada	33	116/350 g	N
Col roja	21	42/200 g	N
Coles chinas	11	22/200 g	N
Coliflor	23	81/350 g	N
Colinabo	35	70/200 g	N
Colirrábano	25	50/200 g	N
Diente de león, hojas	52	16/30 g	N
Endibias	12	12/100 g	N
Eneldo	60	1/3 g (= 1 cuch.)	N
Escorzonera	16	24/150 g	N
Espárragos, verdes o blancos	18	72/400 g	N
Espinaca congelada	12	18/150 g	N
Espinaca fresca, hojas	15	23/150 g	N
Guisantes verdes frescos	69	69/100 g	N
Hinojo, hojas	41	4/10 g	N
Hinojo, tubérculo	24	60/250 g	N
Judías verdes	35	70/200 g	N
Lechuga flamenca	12	36/300 g	N
Lechuga iceberg	10	10/100 g	N
Lechuga romana	20	30/150 g	N
Lechuga silvestre	12	21/175 g	N
Maíz de lata (para ensalada)	110	33/30 g (= 1 cuch.)	N
Mazorca de maíz	54	108/200 g	N
Nabo	25	38/150 g	N
Ortigas	12	4/30 g	N
Patata	71	142/200 g	CH
Pepinillos condimentados	25	19/75 g	N

LOS ALIMENTOS

Alimento	Kcal por 100 g	Kcal por porción (g o ml)	Grupo
Pepino	13	39/300 g	N
Perejil, hoja	50	2/3 g	N
Perejil, raíz	40	10/25 g	N
Perifollo	50	2/3 g (= 1 cuch.)	N
Pimentón	20	30/150 g	N
Puerro, hojas	25	25/100 g	N
Puerro, tubérculo	26	26/100 g	N
Rábano	13	26/200 g	N
Rábano colorado	13	1/10 g	N
Raíz de jengibre	61	3/5 g (= 1 cuch.)	N
Remolacha picada	61	15/25 g (= 1 cuch.)	N
Repollo	22	44/200 g	N
Ruibarbo	13	7/50 g (= 1 tallo)	N
Sauerkraut	16	32/200 g	N
Taro	104	187/180 g	CH
Tomate	17	13/ 75 g (= 1 pieza)	N
Verdoalga	26	8/30 g	N
Yam	101	101/100 g	CH
Zanahoria	27	95/350 g	N
Zaragatona, hoja	119	36/30 g	N
Zuccini	19	48/250 g	N
2. Legumbres secas (–)			
Garbanzos	275	83/30 g (en seco)	(–)
Guisantes verdes o amarillos	272	82/30 g (en seco)	(–)
Harina de soja	347	52/15 g (= 1 cuch.)	PR
Judías Adzuki	351	105/30 g (en seco)	(–)
Judías blancas	262	79/30 g (en seco)	(–)
Judías Kidney	275	83/30 g (en seco)	(–)
Lentejas	310	93/30 g (en seco)	(–)
Munga	292	88/30 g (en seco)	(–)

(–) Significa que no es apto para la alimentación disociada.

TABLA DE ALIMENTOS

Alimento	Kcal por 100 g	Kcal por porción (g o ml)	Grupo
Soja	323	97/30 g (en seco)	(–)
3. Germen fresco (brotes)			
Germen de alfalfa	34	10/30 g	N
Germen de bambú	17	5/30 g	N
Germen de garbanzo	153	46/30 g	N
Germen de judía	37	11/30 g	N
Germen de soja	49	15/30 g	N
4. Setas			
Boletus luteus	12	12/100 g	N
Boletus scaber	20	20/100 g	N
Cabrito, fresco	11	11/100 g	N
Cabrito, seco	93	9/10 g	N
Champiñón	15	15/100 g	N
Mízcalo	14	14/100 g	N
Robellón, fresco	17	17/100 g	N
Robellón, seco	124	12/10 g	N
Setas chinas, frescas	32	32/100 g	N
Setas chinas, secas	324	32/10 g	N
Trufa	56	28/50 g	N
Semillas y frutos secos			
Abrojo	80	80/100 g	N
Almendras	576	58/10 g	N
Altramuces, sin pelar	450	45/10 g	N
Anacardos	569	57/10 g	N
Avellanas sin cáscara	643	64/10 g	N
Cacahuetes	571	57/10 g	N (–)
Cacahuetes tostados	586	59/10 g	N (–)
Castañas	196	196/100 g	CH

(–) Significa que no es apto para la alimentación disociada.

LOS ALIMENTOS

Alimento	Kcal por 100 g	Kcal por porción (g o ml)	Grupo
Coco rallado	606	61/10 g (= 1 cucharada)	N
Leche de coco	9	5/50 ml	N
Nueces	666	67/10 g	N
Nueces de Gingko, hervidas	165	50/30 g	N
Nueces de Ginkgo, crudas	172	52/30 g	N
Nueces de Macadamia	686	69/10 g	N
Nueces de Pecán	702	70/10 g	N
Nueces del Pará	668	67/10 g	N
Piñones	674	67/10 g	N
Pipas de girasol sin cáscara	580	29/5 g	N
Pistachos	598	60/10 g	N
Pulpa de coco	369	74/20 g	N
Semillas de calabaza	570	57/10 g	N
Semillas de lino, sin pelar	375	38/10 g	N
Sésamo	565	28/5 g	N
Sésamo tostado	630	32/5 g	N
Frutas y derivados			
Aguacate	223	556/250 g (= 1 pieza deshuesada)	N
Albaricoque	47	18/40 g (= 1 pieza deshuesada)	PR
Albaricoque seco	240	48/20 g	CH
Arándano rojo	35	35/100 g	PR
Arándanos cultivados	83	83/100 g	PR
Arándanos silvestres	38	38/100 g	N
Banana	94	118/125 g (= 1 pieza sin piel)	CH
Banana seca (Chips)	326	33/10 g	CH
Caqui	71	107/150 g (= 1 pieza)	PR
Cereza amarga	50	50/100 g	PR
Cereza dulce	59	74/125 g	PR

TABLA DE ALIMENTOS

Alimento	Kcal por 100 g	Kcal por porción (g o ml)	Grupo
Ciruela	51	25/50 g (= 1 pieza, sin hueso)	PR
Ciruela seca (para cocinar)	236	47/20	CH
Ciruela claudia	59	30/50 g (= 1 pieza, sin hueso)	PR
Dátiles secos	273	55/20 g	CH
Frambuesa híbrida (Logan)	18	27/150 g	PR
Frambuesas	32	32/100 g	PR
Fresas	33	50/150 g	PR
Fruta estrella	23	23/100 g (= 1 pieza)	PR
Fruto de la pasión (maracuyá)	63	79/ 125 g (= 1 pieza)	PR
Granada	78	16/20 g (= 1 cuch.)	PR
Grosella blanca	31	31/100 g	PR
Grosella espinosa	37	37/100 g	PR
Grosella negra	39	39/100 g	PR
Grosella roja	33	33/100 g	PR
Guava	38	38/100 g (= 1 pieza)	PR
Higos	60	45/75 g (= 1 pieza)	CH
Higos secos	243	49/20 g	CH
Kiwi	50	35/70 g (= 1 pieza)	PR
Kumquat (naranja enana)	65	10/15 g (= 1 pieza)	PR
Lichi	73	15/20 g (= 1 pieza)	PR
Limón	36	36/100 g de pulpa	PR
Mandarina	45	18/40 g (= 1 pieza)	PR
Mango	56	101 /180 g (= 1 pieza, sin hueso)	PR
Manzana ácida, pelada	54	81/150 g (= 1 pieza)	PR
Manzana dulce, pelada	54	81/150 g	CH
Manzana seca	264	53/20 g	CH
Melocotón	47	59/125 g (= 1 pieza, sin hueso)	PR
Melón	54	162/300 g	PR
Membrillo	38	38/100 g	PR

LOS ALIMENTOS

Alimento	Kcal por 100 g	Kcal por porción (g o ml)	Grupo
Mirabel	67	17/25 g (= 1 pieza, sin hueso)	PR
Moras de árbol	39	39/100 g	PR
Naranja	44	55/125 g	PR
Nectarina	54	65/120 g (= 1 pieza, sin hueso)	PR
Oliva negra	351	11/unos 3 g (= 1 pieza, sin hueso)	N
Oliva verde	131	4/unos 3 g (= 1 pieza, sin hueso)	N
Papaya	13	39/300 g de pulpa	PR
Pasa sultana	287	29/10 g	CH
Pasas	276	28/10 g	N
Pasas de Corinto	266	27/10 g	CH
Pera	55	69/125 g	PR
Pera seca	213	43/20 g	CH
Piña tropical fresca	57	75/100 g (= 1 rodaja)	PR
Pomelo	43	65/150 g (= 1 pieza)	PR
Sandía	38	114/300 g	PR
Uva	73	110/150 g	PR
Zarzamora	44	55/125 g	PR
Zumo de granada	69	35/50 ml	PR
Zumo de limón	26	3/10 ml (= 1 cuch.)	PR
Zumo de mandarina	44	55/125 ml (= un vaso)	PR
Zumo de manzana	47	94/200 ml	PR
Zumo de moras	38	57/150 ml (= un vaso)	PR
Zumo de naranja recién exprimido	47	94/200 ml	PR
Zumo de piña fresco	56	84/150 ml (= un vaso)	PR
Zumo de pomelo recién exprimido	36	54/150 ml (= un vaso)	PR
Bebidas **1. Bebidas a base de frutas y verduras**			
Licuado de verduras, casero	14	28/200 ml (= 1 vaso)	N

TABLA DE ALIMENTOS

Alimento	Kcal por 100 g	Kcal por porción (g o ml)	Grupo
Licuado de verduras, comercial	17	34/200 ml (= 1 vaso)	N
Zumo de ciruela	69	86/120 ml (= 1 vaso)	PR
Zumo de col agria	12	12/100 ml (= 1 vaso)	N
Zumo de espinacas	9	11/125 ml (= 1 vaso)	N
Zumo de grosellas negras	43	65/150 ml (= 1 vaso)	PR
Zumo de limón	26	3/10 g (= 1 cuch.)	PR
Zumo de manzana, comercial	46	92/200 ml (= 1 vaso)	PR
Zumo de manzana, natural	48	96/200 ml (= 1 vaso)	PR
Zumo de naranja recién exprimido	39	78/200 ml (= 1 vaso)	PR
Zumo de naranja, comercial	43	86/200 ml (= 1 vaso)	PR
Zumo de pomelo, comercial	41	82/200 ml (= 1 vaso)	PR
Zumo de remolacha	35	35/100 ml (= 1 vaso)	N
Zumo de tomate	14	18/125 ml (= 1 vaso)	N
Zumo de uva, blanco o tinto	65	130/200 ml (= 1 vaso)	PR
Zumo de zanahoria, sin azúcar	22	44/200 ml (= 1 vaso)	N
2. Bebidas alcohólicas			
Aguardiente de fruta (45 % de alcohol)	249	50/2 cl (= 1 vaso)	N
Aguardiente de grano (32 % de alcohol)	177	35/2 cl (= 1 vaso)	N
Aguardiente de grano (38 % de alcohol)	210	42/2 cl (= 1 vaso)	N
Aguardiente de vino	218	44/2 cl (= 1 vaso)	N
Cava, botellín	75	150/200 ml (= 1 botellín)	PR
Cava, seco	75	75/100 ml (= 1 copa)	N
Cerveza clara	47	235/500 ml (= 1 vaso)	CH
Cerveza de trigo	46	230/500 ml (= 1 vaso)	CH
Cerveza negra	62	206/330 ml (= 1 vaso)	CH
Cerveza sin alcohol	28	56/200 ml (= 1 vaso)	CH
Coñac	221	44/2 cl (= 1 vaso)	N
Champán	83	83/100 ml (= 1 copa)	PR
Digestivo de hierbas (50 % de alcohol)	277	55/2 cl (= 1 vaso)	N
Jerez seco	110	55/5 cl (= 1 copa)	PR
Licor de cereza	295	59/2 cl (= 1 vaso)	N
Licor de ciruela	221	44/2 cl (= 1 vaso)	PR

LOS ALIMENTOS

Alimento	Kcal por 100 g	Kcal por porción (g o ml)	Grupo
Licor de huevo	285	57/2 cl (= 1 vaso)	N
Sidra	45	90/200 ml (= 1 copa)	PR
Vino blanco, seco	69	138/200 ml (= 1 copa)	PR
Vino tinto, seco	69	138/200 ml (= 1 vaso)	PR
Vodka	222	44/2 cl (= 1 vaso)	N
Whisky	238	48/2 cl (= 1 vaso)	N
Edulcorantes			
Azúcar, blanca o marrón	410	41/10 g (= 1 cuch.)	CH
Jarabe de arce	270	14/15 g (= 1 cuch.)	CH
Jarabe de manzana	262	39/15 g (= 1 cuch.)	CH
Jarabe de pera	278	42/15 g (= 1 cuch.)	CH
Jarabe de remolacha azucarera	268	54/20 g (= 1 cuch.)	PR
Miel (promedio)	325	65/20 g (= 1 cuch.)	PR

CH = grupo de los carbohidratos; PR = grupo de las proteínas; N = grupo neutro; (–) = no apto para la alimentación disociada.
Nota: Tenga en cuenta que el aporte de calorías puede ser distinto según las variedades de un mismo producto.

TABLA DE COMBINACIONES

A continuación veremos la manera correcta de planificar las comidas y cómo podemos combinar entre sí los alimentos según las normas de la alimentación disociada.

PR = proteínas, CH = carbohidratos, N = grupo neutral

Alimento	Grupo	Combinable con	Grupo de la combinación resultante
1. Leche y productos lácteos			
Leche desnatada	PR	Carne guisada, embutidos, jamón cocido, pescado guisado, huevos	PR
		Fruta del grupo de las proteínas, como fresas, manzana ácida, cítricos, zumos de fruta	PR
		Verdura (excepto patata, boniato y batata), lechuga, germen, setas, hierbas aromáticas y frutos secos (excepto castañas)	PR
		Carne y pescado crudos o ahumados, caviar, salchichón	PR
		Queso con cualquier porcentaje de grasa, queso fresco	PR
		Grasa, aceite, mayonesa, nata	PR
Leche entera, nata, yogur, cuajada, otros productos lácteos ácidos (kéfir, suero, crema fresca)	N	Fruta del grupo de las proteínas, como fresas, grosellas, cítricos, manzana ácida, zumos de frutas	PR
		Plátano, manzana dulce, higos, dátiles, fruta seca (excepto pasas)	CH
		Arándanos, pasas	N
		Copos de avena, müsli, cereales, derivados de los ce-	CH

LOS ALIMENTOS

Alimento	Grupo	Combinable con	Grupo de la combinación resultante
		reales (harinas, etc.), arroz, pan	
		Patata, derivados de la patata, pasta, derivados de la pasta	CH
		Zumo de limón, aceite	PR
		Hierbas aromáticas, verdura (excepto patata, boniato, batata), lechuga, setas, germen, zumos vegetales, frutos secos (excepto castañas), queso fresco, queso curado con más de 45 % de grasa	N
		Carne cocinada, jamón cocido, embutido, pescado cocinado, huevos, queso con menos del 45 % de grasa	PR
2. Quesos			
Todos los quesos frescos (requesones, queso fresco granuloso, mascarpone, ricotta, etc.)	N	Fruta del grupo de las proteínas como fresas, frambuesas, melocotón, cítricos, manzana ácida, etc., zumos de frutas	PR
		Plátano, manzana dulce, higos, dátiles, fruta seca (excepto pasas)	CH
		Arándanos, pasas, semillas, frutos secos (excepto castañas), leche entera, grasa y aceite, olivas	N
		Verdura (excepto patata, boniato y batata), lechuga, germen, setas, hierbas aromáticas, zumos vegetales, carne y	N

TABLA DE COMBINACIONES

Alimento	Grupo	Combinable con	Grupo de la combinación resultante
		pescado ahumados, jamón curado, yema de huevo	
		Patata, boniato, batata, castañas	CH
		Embutido, jamón cocido, carne y pescado cocinados, huevos, leche desnatada	PR
Todos los quesos curados hasta un 45 % de contenido graso (Edam, Emmental, Gouda, Havarti, Münster, etc.)	PR	Embutidos, jamón cocido, carne y pescado cocinados, huevos, leche	PR
		Fruta del grupo de las proteínas (bayas, uva, pera, manzana ácida), zumos de frutas	PR
		Grasa, aceite, mayonesa, nata, productos lácteos ácidos, semillas, frutos secos (excepto castañas)	PR
		Verdura (excepto patata, boniato y batata), lechuga, germen, hierbas aromáticas, olivas, setas, zumo de verdura	PR
		Todos los quesos con un contenido graso superior al 50 % y todos los quesos frescos	PR
Todos los quesos curados con más del 50 % de contenido graso (queso para untar, Gouda, Gorgonzola, etc.)	N	Pan, panecillos, arroz, derivados de los cereales, como harina, sémola, pasta, etc.	CH
		Patata, productos a base de patata (rösti, patatas fritas, chips, patatas al horno, etc.), boniato, batata, castañas	CH
		Fruta del grupo de las proteínas (uva, pera, frambuesa,	PR

LOS ALIMENTOS

Alimento	Grupo	Combinable con	Grupo de la combinación resultante
		melón, manzana ácida, etc.), zumos de frutas	
		Higos, dátiles, plátano, manzana dulce, fruta seca (excepto pasas)	CH
		Verdura (excepto patata, boniato y batata) lechuga, germen, hierbas aromáticas, setas, olivas, zumos de verduras, semillas y frutos secos (excepto castañas)	N
		Carne y pescado cocinados, jamón cocido, salchichas, huevos, leche, queso curado con menos del 50 % de grasa	PR
		Jamón curado, rollos de carne, salchichón, pescado crudo ahumado, yema de huevo	N
		Nata, productos lácteos ácidos, grasa y aceite, todos los quesos frescos, leche entera	N
3. Grasa y aceite			
Grasa de origen animal (mantequilla, suero, manteca de cerdo, manteca de oca, etc.)	N	Huevos, salchichas, carne y pescado cocinados, marisco cocinado	PR
		Jamón curado, rollos de carne, salchichón, pescado crudo ahumado, yema de huevo	N
		Verdura (excepto patata, boniato y alcachofa de Canadá), lechuga, germen, setas, hierbas aromáticas, semillas	N

TABLA DE COMBINACIONES

Alimento	Grupo	Combinable con	Grupo de la combinación resultante
		y frutos secos (excepto castañas)	
		Pan, productos a base de cereales (harina, sémola, pasta, etc.), arroz, patata, boniato, batata, castañas	CH
		Leche entera, productos lácteos ácidos, queso fresco, yema de huevo, queso curado con más de un 50 % de contenido graso, nata	N
		Leche desnatada y queso curado con hasta un 45 % de grasa	PR
Grasa de origen vegetal (margarina, aceite, etc.)	N	Pan, productos a base de cereales, pasta, arroz, patata, boniato, batata, castañas	CH
		Carne y pescado cocinados, salchichas, jamón cocido, huevos, leche desnatada	PR
		Jamón curado, rollos de carne, carne y pescado crudos ahumados	N
		Verdura (excepto patata, boniato y batata), lechuga, setas, germen, hierbas aromáticas, semillas y frutos secos (excepto castañas)	N
		Productos lácteos ácidos y queso fresco	N
		Queso curado hasta con un 45 % de grasa	PR
		Queso curado con más de un	

LOS ALIMENTOS

Alimento	Grupo	Combinable con	Grupo de la combinación resultante
		50 % de grasa	N
		Fruta del grupo de las proteínas	PR
		Fruta del grupo de los carbohidratos (plátano, higos, dátiles, fruta seca)	CH
		Arándanos, pasas, aceitunas	N

4. Huevos (cocinados) y sus derivados

Alimento	Grupo	Combinable con	Grupo de la combinación resultante
Huevo entero (clara y yema)	PR	Carne, pescado y marisco cocinados, queso, queso fresco, todos los productos lácteos, fruta del grupo de las proteínas, verdura (excepto patata, boniato y batata), germen, setas, hierbas aromáticas	PR
Yema	N	Leche desnatada, queso con hasta el 45 % de grasa, carne, pescado y marisco cocinados, salchichas, fruta del grupo de las proteínas	PR
		Leche entera, productos lácteos ácidos, nata, mayonesa, grasa, aceite, queso con más de un 50 % de grasa, todos los quesos frescos, carne y pescado crudos ahumados, jamón curado, salchichón, verdura (excepto patata, boniato y batata), lechuga, germen, setas, hierbas aromáticas, aceitunas, semillas, frutos secos (ex-	N

TABLA DE COMBINACIONES

Alimento	Grupo	Combinable con	Grupo de la combinación resultante
		cepto castañas), arándanos, pasas	
		Harina, derivados de cereales, pasta, arroz, patatas, boniato, batata, castañas, miel, azúcar sin refinar, jarabe	CH
Clara	PR	Leche, carne y pescado tanto crudos como cocinados, salchichas, jamón cocido, quesos, queso fresco, verdura (excepto patata, boniato y batata), lechuga, hierbas aromáticas, fruta del grupo neutro y del de las proteínas, grasa y aceite, nata, mayonesa, semillas, frutos secos (excepto castañas), yema de huevo	PR
Mayonesa casera	N	Carne y pescado cocinados, salchichas, jamón cocido, queso con hasta el 45 % de grasa, huevos, leche desnatada	PR
		Jamón curado, salchichón, pescado ahumado, carne y pescado crudos en salazón, yema de huevo	N
		Fruta del grupo de las proteínas (manzana ácida, cítricos, frutas tropicales)	PR
		Verdura (excepto patata, boniato y batata), lechuga, germen, hierbas aromáticas	N
		Queso fresco, queso curado	

LOS ALIMENTOS

Alimento	Grupo	Combinable con	Grupo de la combinación resultante
		con más de un 50 % de grasa, leche entera, nata	N
		Productos a base de cereales (pan, pasta), arroz, patatas, batata, castañas	CH
		Fruta del grupo de los carbohidratos (plátano, manzana dulce, etc.)	CH
		Semillas, frutos secos (excepto castañas), fruta del grupo neutro	N

5. Carnes, salchichas y otros productos cárnicos

Alimento	Grupo	Combinable con	Grupo de la combinación resultante
Carne cocinada pero no empanada (asada, a la parrilla, al vapor, frita o cocida)	PR	Verdura (excepto patata, boniato y batata), lechuga, setas, germen, hierbas aromáticas, semillas y frutos secos (excepto castañas)	PR
		Queso fresco, queso curado, huevos, leche, productos lácteos ácidos, fruta del grupo neutro y del de las proteínas, jamón cocido, jamón curado, yema de huevo	PR
Carne cruda (steak tartar, carpaccio) y productos cárnicos ahumados en crudo (jamón ahumado, etc.)	N	Pan, pasta, patatas	CH
		Verdura (excepto patatas, boniato y batata), lechuga, setas, aceitunas, germen, hierbas aromáticas, queso con más del 50 % de grasa, queso fresco, mayonesa, leche entera, productos lácteos ácidos, grasa, aceite, yema de huevo	N

TABLA DE COMBINACIONES

Alimento	Grupo	Combinable con	Grupo de la combinación resultante
		Huevos, leche desnatada, queso con hasta un 45 % de grasa, carne y pescado cocinados, salchichas, jamón cocido, fruta del grupo de las proteínas	PR
Embutido cocido, jamón cocido, asados	PR	Leche, huevos, yema de huevo, quesos (de cualquier tipo), verdura (excepto patata, boniatos y batata), lechuga, setas, germen, fruta del grupo neutro y del de las proteínas	PR
Embutido crudo (salchichón, salami, etc.)	N	Todo tipo de alimentos	Según el alimento, se incluirá en el grupo PR, CH o N

6. Pescados y derivados

Alimento	Grupo	Combinable con	Grupo de la combinación resultante
Pescado cocinado pero no rebozado (asado, a la plancha, frito, hervido, etc.)	PR	Verdura (excepto patata, boniato y batata), lechuga, setas, germen, hierbas aromáticas, huevos, yema de huevo, leche, grasa, aceite y todo tipo de quesos	PR
Pescado crudo ahumado (salmón, trucha, arenque, jurel, etc.)	N	Todo tipo de alimentos	Según el alimento, se incluirá en el grupo PR, CH o N
		Pan con mantequilla, patata	CH
		Fruta del grupo de las proteí-	

LOS ALIMENTOS

Alimento	Grupo	Combinable con	Grupo de la combinación resultante
		nas, huevo duro, salsa *remoulade*	PR
		Verdura (excepto patata, boniato y batata), lechuga, setas, aceitunas, hierbas aromáticas, germen, salsa *remoulade*	N
Pescado crudo en salazón (arenque, salmón, trucha, sardina, etc.)	N	Pan, patatas, arroz, pasta, castañas	CH
		Grasas, salsa de requesón, salsa *remoulade,* verdura (excepto patata, boniato y batata), lechuga, setas, aceitunas, germen, hierbas aromáticas, semillas, frutos secos (excepto castañas)	N
		Fruta del grupo de las proteínas (piña tropical, cítricos, manzana ácida, etc.) huevos, leche desnatada	PR
Marisco cocinado pero no empanado (gambas, langostinos, bogavante, moluscos, etc.)	PR	Fruta del grupo de las proteínas (piña tropical, cítricos, manzana ácida, etc.), leche, huevos, todo tipo de quesos, productos lácteos ácidos, mayonesa	PR
		Verdura (excepto patata, boniato y batata), lechuga, setas, aceitunas, germen, hierbas aromáticas, productos lácteos ácidos, queso, mayonesa, semillas, frutos secos (excepto castañas)	PR

TABLA DE COMBINACIONES

Alimento	Grupo	Combinable con	Grupo de la combinación resultante
7. Cereales y derivados, pan y pasta			
Cereales en grano, copos de cereales, müsli, arroz, sémola, harina, pasta, pan	CH	Productos lácteos ácidos (suero, kéfir, yogur, cuajada, requesón)	CH
		Plátanos, arándanos, pasas	CH
		Verduras, lechuga, setas, aceitunas, germen y hierbas aromáticas	CH
		Grasa, aceite, mayonesa, nata, queso fresco, quesos curados con más de un 50 % de grasa, leche entera, yema de huevo	CH
		Carne cruda, carne y pescado crudos ahumados, jamón curado	CH
		Miel, jarabe de arce, jarabe de frutas	CH
		Sopa de verduras	CH
8. Semillas y frutos secos			
Todas las semillas y frutos secos a excepción de las castañas (avellanas, almendras, piñones, pipas de girasol, pistachos, nueces, semillas de lino, altramuces, ralladuras de coco, etc.)	N	Todo tipo de alimentos	Según el alimento, se incluirá en el grupo PR, CH o N
9. Verdura, lechuga, setas, hierbas aromáticas y germen			
Patata, boniato, batata	CH	Verdura, lechuga, setas, aceitunas, germen, hierbas aromáticas, semillas y frutos secos	CH

LOS ALIMENTOS

Alimento	Grupo	Combinable con	Grupo de la combinación resultante
		Fruta del grupo de los carbohidratos (manzana dulce, plátanos, fruta seca)	CH
		Derivados lácteos ácidos, nata, grasa, aceite, mayonesa, queso fresco, queso con más de un 50 % de grasa, leche entera, yema de huevo	CH
		Derivados de cereales (pan, sémola, pasta), arroz	CH
		Jamón curado, carne cruda, carne y pescado crudos ahumados, carne cruda en salazón	CH
Verdura (excepto patata, boniato y batata), lechuga, setas, germen, hierbas aromáticas	N	Grasa, aceite, nata, productos lácteos ácidos, todo tipo de queso fresco, queso curado con más de un 50 % de grasa, semillas, frutos secos (excepto castañas), leche entera, yema de huevo	N
		Leche desnatada, queso con hasta un 45 % de grasa	PR
		Jamón curado, rollos de carne, salchichón, carne cruda (carpaccio, steak tartar), carne cruda ahumada, pescado crudo ahumado	N
		Patata, boniato, batata, castañas, derivados de cereales (harina, pan, pasta, masa sin huevo, etc.), arroz	CH
		Fruta del grupo de las proteínas	PR

TABLA DE COMBINACIONES

Alimento	Grupo	Combinable con	Grupo de la combinación resultante
		Carne y pescado cocinados, salchichas, jamón cocido, huevos	PR
		Plátanos, manzana dulce, fruta seca (excepto las pasas), higos, dátiles	CH
		Pasas, arándanos, aceitunas	N
10. Fruta			
Bayas (excepto arándanos), manzana ácida, melocotón, cítricos, frutas tropicales y subtropicales (excepto plátanos, higos y dátiles)	PR	Verdura (excepto patata, boniato y batata), setas, lechuga, aceitunas, germen y hierbas aromáticas	PR
		Carnes y pescado cocinados, salchichas, jamón cocido, huevos, leche	PR
		Carne cruda, jamón curado, carne y pescado crudos ahumados, caviar, queso fresco, queso curado con más de un 50 % de grasa, productos lácteos ácidos, yema de huevo	PR
Plátano, manzana dulce, dátiles, higos, frutas secas (excepto pasas)	CH	Derivados de cereales (müsli, pan, pasta, sémola), arroz	CH
		Productos lácteos ácidos, queso fresco, nata, queso curado con más de un 50 % de grasa, leche entera, yema de huevo	CH
		Verdura, lechuga, setas, aceitunas, germen, hierbas aromáticas, aceites y grasas	CH

LOS ALIMENTOS

Alimento	Grupo	Combinable con	Grupo de la combinación resultante
Arándanos y pasas	N	Con cualquier tipo de alimento	Según alimento

11. Bebidas

Alimento	Grupo	Combinable con	Grupo de la combinación resultante
Vino blanco o tinto	PR	Platos a base de carne o pescado, platos a base de huevos, fruta del grupo neutro o del de las proteínas, verdura, lechuga, queso y setas	PR
Champán, cava, vino espumoso	PR	Platos de carne o pescado, platos a base de huevos, queso, fruta del grupo neutro o del de las proteínas, verdura, lechuga y setas	PR
Zumo de frutas	PR	Carne, pescado, huevos, queso, frutas del grupo de las proteínas o del grupo neutro, verdura, ensaladas y setas	PR
Zumos de verduras, agua mineral, infusiones de hierbas, té mate	N	Todo tipo de alimentos	Según alimento
Cerveza	CH	Pasta, arroz, patata, boniato, batata, derivados de cereales	CH
		Productos lácteos ácidos, queso con más de un 50 % de grasa, quesos frescos	CH
		Verduras, setas, germen, hierbas aromáticas	CH
Licor (licor de frutas, aguardiente, brandy, etc.)	N	Todos los alimentos	Según el alimento, se incluirá en el grupo PR, CH o N

TABLA DE COMBINACIONES

Alimento	Grupo	Combinable con	Grupo de la combinación resultante
Coca-Cola, refrescos de naranja o limón		En la alimentación disociada se prescinde de ellos	
Leche desnatada	PR	Carne, pescado, carne y pescado ahumados, huevos, fruta del grupo de los carbohidratos, verdura del grupo neutro, setas, hierbas aromáticas, queso fresco, queso curado	PR
Leche entera, suero, kéfir, cuajada	N	Con todos los alimentos	Según alimento

PR = Grupo de las proteínas; CH = Grupo de los carbohidratos; N = Grupo neutro.

EN LA MESA

CÓMO COMER EN CASA, Y FUERA DE CASA, SEGÚN LAS REGLAS DE LA ALIMENTACIÓN DISOCIADA

En muchos hogares, así como en los restaurantes y establecimientos de comida rápida, no se cocina siguiendo las reglas de la alimentación disociada, pero a pesar de ello es posible combinar los distintos platos para lograr cumplirlas. Sin embargo, los que coman muy frecuentemente fuera de casa deberán estar dispuestos a asumir algún que otro compromiso, especialmente en lo que hace referencia a la carne de cerdo, jamón, huevos, salsas con vinagre y el aliño de algunos productos (pepinillos en vinagre, por ejemplo). Si no se come en casa, puede llegar a ser difícil prescindir siempre de estos productos.

Conviene observar siempre estas dos normas:

- Combinar pequeñas porciones de carne con una abundante guarnición de verdura o ensalada, pero prescindiendo de un acompañamiento de pasta o patatas.
- Los platos de pasta, patatas o arroz deberán acompañarse con verdura o ensalada, pero sin añadir carne, pescado o huevos.

Cómo se interpreta la tabla

En la primera columna encontramos un listado de platos muy comunes en hogares y en los restaurantes. En la segunda columna se indica si ese plato se adapta a la alimentación disociada (AD) o no; en caso negativo, se expone el motivo. En la tercera columna se propone una alternativa así como recetas apropiadas para esta dieta. A continuación se proponen alimentos que podemos combinar según los principios de la alimentación disociada, así como bebidas, hasta conseguir un conjunto que encaje con las reglas del Dr. Hay. Por ejemplo: si le apetece pedir tsatsiki (neutro), podrá acompañarlo con pan (CH) y agua (N) o zumo de vegetales (N), o cerveza (CH). De esta forma, todo el primer plato quedará englobado en el grupo de los carbohidratos. Si desea tomar un segundo plato tendrá que ser también de carbohidratos. Y lo mismo puede decirse del postre.

EN LA MESA

TABLA DE COMBINACIONES DE MENÚS

Plato	¿Apropiado para AD?	Alternativa
1. Ensaladas		
Ensalada con jamón y queso	Sí	
Ensalada china con germen de soja	Sí	Ensalada mixta
Ensalada china con pollo y germen	Sí	
Ensalada de aguacate	Sí	
Ensalada de aguacate	Sí	
Ensalada de arenque con cebolla y manzana ácida	Sí	
Ensalada de arenque con remolacha y salsa de requesón	Sí	Sustituir remolacha por verduras como chirivía o pepino
Ensalada de bogavante	Sí	Ensalada de marisco
Ensalada de gambas con fruta y mayonesa	Sí	Salsa de cocktail en vez de mayonesa
Ensalada de lechuga con salsa de yogur	Sí	Salsa de nata o crema de leche
Ensalada de lechuga con vinagreta	Sí	Condimento con aceite y zumo de limón
Ensalada de pasta con huevo y salchicha o jamón cocido	No, el rebozado es CH y el huevo es PR	Sustituir huevo, salchicha y jamón por verduras como maíz, pepino, pimiento o zanahoria
Ensalada de pasta con verdura y mayonesa	Sí	Sustituir mayonesa por requesón

PR = grupo de las proteínas; CH = grupo de los carbohidratos; N = grupo neutro.   = agua

EN LA MESA

Combinable con	Bebidas	Grupo de AD
	botella, zumo verduras, zumo frutas, vino	PR
Arroz, setas asadas, rollos de primavera, pan	botella, zumo verduras, cerveza	CH
Setas asadas	botella, zumo verduras, vino	PR
Pan, baguette, tortillas con setas o verduras	botella, zumo verduras, cerveza	CH
Carne y pescado a la plancha	botella, zumo verduras, zumo frutas, vino	PR
Ensalada de lechuga, endibias, etc.	botella, zumo verduras, vino	PR
Pan, panecillo, patatas con piel	botella, zumo verduras, cerveza	CH
Ensalada de lechuga	botella, zumo verduras, zumo frutas, vino	PR
Ensalada de lechuga	botella, vino	PR
Tostadas o baguette	botella, zumo verduras, cerveza	CH
Huevo duro o salmón	botella, zumo verduras, vino	PR
Baguette, panecillo, tostada	botella, zumo verduras, cerveza	CH
Baguette, panecillo, tostada	botella, zumo verduras, cerveza	CH

= zumo de verduras   = zumo de frutas   = cerveza   = vino, jerez   = café, té

EN LA MESA

Plato	¿Apropiado para AD?	Alternativa
Ensalada de patata con huevo y pepinillo	No, el huevo es PR	Sustituir huevo por maíz, rábano, etc.
Ensalada de patata con cebolla y tocino	Sí	Sustituir tocino por manzana, etc.
Ensalada de pepinillos con crema de leche	Sí	Salsa de yogur
Ensalada de pepinillos con yogur	Sí	Nata o crema de leche
Ensalada de pulpo con cebolla y vinagreta	Sí	Ensalada de marisco
Ensalada de repollo con vinagreta	Sí	
Ensalada de salchicha con vinagreta	Sí	Mayonesa ligera en vez de vinagreta
Ensalada de tomate con salsa de yogur	Sí	Salsa de crema de leche ligera
Ensalada de tomate con salsa de yogur	Sí	Salsa de crema de leche ligera
Ensalada de verduras con vinagreta	Sí	Condimento con aceite y zumo de limón
Ensalada mexicana con maíz y frijoles	No, las legumbres no están permitidas	Sustituir frijoles por pimiento
Ensalada mexicana con maíz y frijoles	No, las legumbres no están permitidas	Sustituir frijoles por pimiento
Ensalada mixta con aceite y vinagre	Sí	Condimentar con aceite y zumo de limón
Ensalada mixta con salsa de yogur	Sí	Mayonesa
Ensalada Niza (con huevo y atún) con vinagreta	Sí	Aceite y zumo de limón

PR = grupo de las proteínas; CH = grupo de los carbohidratos; N = grupo neutro. = agua

EN LA MESA

Combinable con	Bebidas	Grupo de AD
Otras ensaladas	🍶 🥫 🍺	CH
Otras ensaladas	🍶 🥫 🍺	CH
Baguette, pan, pizza, tostadas	🍶 🥫 🍺	CH
	🍶 🥫	N
Ensalada de lechuga o escarola y olivas	🍶 🥫 🥫 🍷	PR
Cuadrados de jamón asado	🍶 🥫 🥫 🍷	PR
Ensalada de maíz	🍶 🥫 🥫 🍷	PR
Aceitunas, queso de oveja, mozzarella	🍶 🥫	N
Pan, baguette, pizza	🍶 🥫 🍺	CH
Pizza, baguette	🍶 🥫 🍺	CH
Pan, rodajas de patata	🍶 🥫 🍺	CH
Bistec a la plancha	🍶 🥫 🥫 🍷	PR
Huevo duro, pollo, atún	🍶 🥫 🥫 🍷	PR
	🍶 🥫	N
Jamón cocido	🍶 🥫 🥫 🍷	PR

🥫 = zumo de verduras   🥫 = zumo de frutas   🍺 = cerveza   🍷 = vino, jerez   ☕ = café, té

EN LA MESA

Plato	¿Apropiado para AD?	Alternativa
2. Entrantes fríos y tapas		
Arenque con pan y mantequilla	Sí	
Arenque con salsa de cebolla	Sí	
Carpaccio	Sí	
Champiñones rebozados (sin huevo)	Sí	Setas fritas
Entrante griego con marisco, queso de oveja, lechuga y olivas	Sí	
Escalibada	Sí	
Huevos duros con salsa	Sí	
Huevos fritos con tomate	Sí	Huevos revueltos con jamón
Huevos revueltos con jamón y champiñones	Sí	Verduras en vez de jamón
Melón con jamón serrano	Sí	Carne ahumada
Obatzda de camembert	Sí	Crema roquefort
Pan de ajo tostado	Sí	
Queso de oveja rebozado	No, el rebozado es CH y el huevo es PR	Queso de oveja con olivas y tomate
Rillette	Sí	Patés diversos
Rodajas de bogavante fritas	Sí	

PR = grupo de las proteínas; CH = grupo de los carbohidratos; N = grupo neutro.   = agua

EN LA MESA

Combinable con	Bebidas	Grupo de AD
Sin acompañamiento	zumo verduras, zumo frutas, cerveza	CH
Pan, patatas con piel	zumo verduras, zumo frutas, cerveza	CH
Pan ácimo	zumo verduras, zumo frutas, cerveza	CH
Ensalada, pan	zumo verduras, zumo frutas, cerveza	CH
Sin acompañamiento	zumo verduras, zumo frutas, cerveza, vino/jerez	PR
Pan ácimo	zumo verduras, zumo frutas, cerveza	CH
Ensalada	zumo verduras, zumo frutas, vino/jerez	PR
Ensalada	zumo verduras, zumo frutas, vino/jerez	PR
Ensalada	zumo verduras, zumo frutas, vino/jerez	PR
Ensalada «Waldorf»	zumo verduras, zumo frutas, vino/jerez	PR
Rábanos, pan bretzel	zumo verduras, cerveza	CH
Tsatsiki o ensalada de tomate	zumo verduras, cerveza	CH
Pita (pan ácimo)	zumo verduras, cerveza	CH
Pan, rábanos	zumo verduras, cerveza	CH
Ensalada	zumo verduras, zumo frutas, vino/jerez	PR

= zumo de verduras   = zumo de frutas   = cerveza   = vino, jerez   = café, té

EN LA MESA

Plato	¿Apropiado para AD?	Alternativa
Rollo de primavera relleno de pollo	No, la carne es PR	Rollo de primavera relleno de setas
Rollos de primavera con relleno vegetal	Sí	Rollos de primavera con setas
Steak tartar con hierbas y pan con mantequilla	Sí	Sustituir la carne por jamón cocido o salami
Taramas (crema griega de caviar)	Sí	
Tomate con mozzarella	Sí	Queso de oveja en vez de mozzarella
Tomate con mozzarella	Sí	Queso de oveja en vez de mozzarella
Tomates rellenos (verdura, germen, setas, queso fresco)	Sí	Pimientos rellenos, o pepino, o champiñones
Tomates rellenos (verdura, germen, setas, queso fresco)	Sí	Pimientos rellenos, o pepino, o champiñones
Tortilla de verdura, setas o germen (sin harina)	Sí	Tortilla de jamón
Tostada «Hawai»	No, el pan es CH, y el queso, jamón y piña son PR	Tostada con tomate, jamón, salami y mozzarella gratinada
Tostada con huevos revueltos	No, el huevo es PR, y el pan, CH	Huevos revueltos con jamón
Tostada con mantequilla y salmón ahumado	Sí	Otro pescado ahumado
Tsatsiki	Sí	Yogur con pepinillo (Cazik)
Verdura o setas fritas, sin rebozar	Sí	Ensalada de lechuga o mixta
Verdura o setas fritas, sin rebozar	Sí	Ensalada de lechuga o mixta con huevo

PR = grupo de las proteínas; CH = grupo de los carbohidratos; N = grupo neutro.   = agua

EN LA MESA

Combinable con	Bebidas	Grupo de AD
Crema con verduras	🍾 🥫 🍺	CH
Crema con verdura	🍾 🥫 🍺	CH
Ensalada	🍾 🥫 🍺	CH
Pan, pita, baguette	🍾 🥫 🍺	CH
Pan o tostadas	🍾 🥫 🍺	CH
Sin acompañamiento	🥫 🍷	PR
Ensalada	🍾 🥫	N
Pan	🍾 🥫 🍺	CH
Ensalada, baguette	🍾 🥫 🥫 🍷	PR
Ensalada	🍾 🥫 🍺	CH
Ensalada	🍾 🥫 🍺 🍷	PR
Ensalada	🍾 🥫 🍺	CH
Pan, pan ácimo, tostadas o baguette	🍾 🥫 🍺	CH
	🍾 🥫	N
	🍾 🥫 🥫 🍷	PR

🥫 = zumo de verduras   🥫 = zumo de frutas   🍺 = cerveza   🍷 = vino, jerez   ☕ = café, té

EN LA MESA

Plato	¿Apropiado para AD?	Alternativa
Vol-au-vent de ragú y champiñones	No, la pasta es CH y la carne, PR	Cocktail de gambas
Yogur con pepinillo	Sí	
Zucchinis rebozados	No, las semillas son CH, y el huevo, PR	Champiñones o verduras fritas (sin rebozar)
3. Sopas y potajes		
Bullabesa	Sí	
Consomé de carne con huevo	Sí	Consomé de pollo con huevo
Crema de brócoli	Sí	Crema de coliflor o champiñones, o sopa de espinacas
Crema de maíz	Sí	Crema fría de aguacate
Crema de setas	Sí	
Gazpacho	Sí	Otra sopa fría de verduras
Gulasch	Sí	
Minestrone con pasta	Sí	Sopa de verduras con arroz
Sopa cazadora (caza, verduras, guindilla, vino tinto, crema de leche)	Sí	
Sopa con albóndigas de hígado	Sí	Sopa de carne de ternera
Sopa china de aleta de tiburón	Sí	Sopa de pescado o de marisco

PR = grupo de las proteínas; CH = grupo de los carbohidratos; N = grupo neutro.   = agua

EN LA MESA

Combinable con	Bebidas	Grupo de AD
Ensalada	🍾 🥛 🥛 　 🍷	PR
Pan ácimo	🍾 🥛 　 🍺 🍷	CH
Ensalada de lechuga o mixta con huevo	🍾 🥛 　 🍺	CH
Sin acompañamiento	🍾 🥛 🥛 　 🍷	PR
Hierbas aromáticas frescas	🍾 🥛 🥛 　 🍷	PR
Baguette, tostadas	🍾 🥛 　 🍺	CH
Sin acompañamiento	🍾 🥛	N
Pita	🍾 🥛 　 🍺	CH
Pita	🍾 🥛 　 🍺	CH
Sin acompañamiento	🍾 🥛 🥛 　 🍷	PR
Pan	🍾 🥛 　 🍺	CH
Sin acompañamiento	🍾 🥛 🥛 　 🍷	PR
Sin acompañamiento	🍾 🥛 🥛 　 🍷	PR
Sin acompañamiento	🍾 🥛 🥛 　 🍷	PR

🥛 = zumo de verduras　🥛 = zumo de frutas　🍺 = cerveza　🍷 = vino, jerez　☕ = café, té

EN LA MESA

Plato	¿Apropiado para AD?	Alternativa
Sopa de carne con pasta, garbanzos, sémola, etc.	No, pues contiene huevo (PR) y sémola (CH)	Sustituir los CH por tiras de carne, verdura, etc.
Sopa de carne con pasta o arroz	No, la sopa de carne es PR, y la pasta y el arroz son CH	Sustituir sopa de carne por sopa de verduras
Sopa de cebolla	Sí	Sopa de puerros o verduras
Sopa de cebolla con pan tostado y queso con más del 50 % de grasa	Sí	Otras sopas de verduras
Sopa de huevo y queso	Sí	
Sopa de judías	No, son legumbres	Gulasch
Sopa de patatas (sin salchicha ni carne)	Sí	Crema de espárragos o puerros
Sopa de pescado	Sí	Sopa de marisco
Sopa de rabo de buey	Sí	Sopa de ternera con verduras
Sopa o potaje de lentejas	No, son legumbres	Potaje de verduras sin carne

4. Verduras, platos vegetales

Plato	¿Apropiado para AD?	Alternativa
Brotes de bambú con setas	Sí	Verduras fritas o escalibada
Coliflor gratinada (rebozada)	No, el rebozado es CH, y el huevo es PR	Coliflor frita (sin huevo)
Espárragos con salsa de perifollo	Sí	Con salsa holandesa

PR = grupo de las proteínas; CH = grupo de los carbohidratos; N = grupo neutro.   = agua

EN LA MESA

Combinable con	Bebidas	Grupo de AD
Sin acompañamiento	botella, zumo verduras, zumo frutas, vino	PR
Hierbas o verduras	botella, zumo verduras	N
Pan	botella, zumo verduras, cerveza	CH
Sin acompañamiento	botella, zumo verduras, cerveza	CH
Sin acompañamiento	botella, zumo verduras, zumo frutas, vino	PR
Sin acompañamiento	botella, zumo verduras, zumo frutas, vino	PR
Pan	botella, zumo verduras, cerveza	CH
Sin acompañamiento	botella, zumo verduras, zumo frutas, vino	PR
Sin acompañamiento	botella, zumo verduras, zumo frutas, vino	PR
Pan	botella, zumo verduras, cerveza	CH
Arroz y salsa de crema de leche	botella, zumo verduras, cerveza	CH
Puré de patatas	botella, zumo verduras, cerveza	CH
Arroz, patatas al perejil	botella, zumo verduras, cerveza	CH

= zumo de verduras = zumo de frutas = cerveza = vino, jerez = café, té

EN LA MESA

Plato	¿Apropiado para AD?	Alternativa
Paté de setas	Sí	
Puré de patatas con huevo	No, las patatas son CH y el huevo es PR	Rösti
Puré de verduras	Sí	
Ratatouille	Sí	
Setas chinas	Sí	
Verdura gratinada con queso con más de un 50 % de grasa	Sí	
Verdura gratinada con queso con menos de un 50 % de grasa	Sí	
Verdura hervida	Sí	
Verdura hervida	Sí	
Verduras chinas	Sí	Ensalada (sin huevo ni jamón)
Verduras gratinadas (incluyendo puerros, brócoli, etc.)	Sí	Pasta gratinada

5. Platos de carne

Plato	¿Apropiado para AD?	Alternativa
Asado con albondiguillas	No, la carne es PR, y las albondiguillas son CH	Sin albondiguillas
Asado de cerdo con fideos	No, la carne es PR, y los fideos son CH	Sin fideos, con verduras o setas
Bistec (cerdo o ternera)	Sí	

PR = grupo de las proteínas; CH = grupo de los carbohidratos; N = grupo neutro.   = agua

EN LA MESA

Combinable con	Bebidas	Grupo de AD
Arroz, ensalada	zumo de verduras, zumo de frutas, cerveza	CH
Ensalada mixta o de lechuga, salsa de requesón	zumo de verduras, zumo de frutas, cerveza	CH
Paté de setas con salsa de ajo y crema de leche	zumo de verduras, zumo de frutas, cerveza, vino	PR
Pan	zumo de verduras, zumo de frutas, cerveza	CH
Arroz, verdura, ensalada	zumo de verduras, zumo de frutas, cerveza	CH
Baguette, panecillo	zumo de verduras, zumo de frutas, cerveza	CH
Sin acompañamiento	zumo de verduras, zumo de frutas, cerveza, vino	PR
Pechuga de pavo ahumada	zumo de verduras, zumo de frutas, cerveza, vino	PR
Baguette	zumo de verduras, zumo de frutas, cerveza	CH
Sin acompañamiento	zumo de verduras, zumo de frutas	N
Ensalada mixta o de lechuga	zumo de verduras, zumo de frutas, cerveza	CH
Verdura, setas o ensalada	zumo de verduras, zumo de frutas, cerveza, vino	PR
Ensalada	zumo de verduras, zumo de frutas, cerveza, vino	PR
Ensalada, verdura	zumo de verduras, zumo de frutas, cerveza, vino	PR

= zumo de verduras   = zumo de frutas   = cerveza   = vino, jerez   = café, té

EN LA MESA

Plato	¿Apropiado para AD?	Alternativa
Carne picada (sin pan blanco)	Sí	
Caza a la parrilla	Sí	
Cerdo agridulce	Sí	Pollo en vez de cerdo
Conejo con setas y bolitas de patata o croquetas	No, la carne es PR, y las patatas son CH	Sin patatas
Cordero al curry	Sí	Ternera al curry, pollo al curry
Costillas de cordero	Sí	
Chop Suey (carne de cerdo, pavo, fideos y verdura)	No, la carne es PR, y los fideos son CH	Picadillo de verduras, setas y hierbas chinas
Escalope con champiñones	Sí	
Escalope milanesa con patatas	No, el rebozado y las patatas son CH y el huevo y la carne son PR	Escalope sin rebozar y sin patatas
Filete de cerdo asado	Sí	Otra carne
Nasi Goreng (arroz con carne y marisco)	No, la carne es PR, y el arroz, CH	Arroz con verdura y setas
Oca asada (sin relleno)	Sí	
Pastel de carne con huevo	Sí	
Pata de cerdo	Sí	
Paté de caza con puré de patatas	No, la carne es PR, y las patatas son CH	Sin puré

PR = grupo de las proteínas; CH = grupo de los carbohidratos; N = grupo neutro. = agua

EN LA MESA

Combinable con	Bebidas				Grupo de AD
Tsatsiki, verdura, setas, ensalada	🍶	⌴	⌴	🍷	PR
Mazorcas de maíz asadas, ensalada	🍶	⌴	⌴	🍷	PR
Verdura, ensalada	🍶	⌴	⌴	🍷	PR
Coliflor, otras verduras, o ensalada	🍶	⌴	⌴	🍷	PR
Verdura, ensalada	🍶	⌴	⌴	🍷	PR
Tomate, judías, judías blancas, otras verduras	🍶	⌴	⌴	🍷	PR
Ensalada	🍶	⌴	⌴	🍷	PR
Ensalada	🍶	⌴	⌴	🍷	PR
Ensalada o verdura	🍶	⌴	⌴	🍷	PR
Ensalada, verdura o setas	🍶	⌴	⌴	🍷	PR
Ensalada	🍶	⌴	🍺		CH
Ensalada, col roja, manzana ácida	🍶	⌴	⌴	🍷	PR
Ensalada	🍶	⌴	⌴	🍷	PR
Ensalada, verdura	🍶	⌴	⌴	🍷	PR
Setas de bosque, col roja con manzana ácida	🍶	⌴	⌴	🍷	PR

⌴ = zumo de verduras   ⌴ = zumo de frutas   🍺 = cerveza   🍷 = vino, jerez   ☕ = café, té

EN LA MESA

Plato	¿Apropiado para AD?	Alternativa
Paté de ternera con fideos y salsa de queso	No, la carne es PR, y los fideos son CH	Sin fideos
Pato asado (sin relleno)	Sí	
Pato silvestre con patatas	No, la carne es PR, y las patatas son CH	Sin patatas
Picadillo de carnes (cerdo, ternera, cordero, pollo)	Sí	
Picadillo suizo con rösti	No, la carne es PR, y las patatas son CH	Sin rösti
Pies de cerdo con col agria	Sí	
Pincho moruno	Sí	
Pita con carne	No, la carne es PR, y el pan, CH	Sustituir el pan
Pollo asado	Sí	Patas de pollo asado
Pollo o pavo con arroz	No, la carne es PR, y el arroz, CH	Sin arroz
Redondo de ternera relleno de verduras	Sí	
Rosbif	Sí	
Saltimbocca a la romana	Sí	
Suflaki o suziki con guarnición (arroz, tsatsiki, etc.)	No, la carne es PR, y el arroz, CH	Sin arroz
Surtido de carnes con verduras	Sí	

PR = grupo de las proteínas; CH = grupo de los carbohidratos; N = grupo neutro.   = agua

EN LA MESA

Combinable con	Bebidas	Grupo de AD
Champiñones, ensalada		PR
Ensalada, verdura		PR
Brócoli o coliflor		PR
Setas, verduras o ensalada		PR
Verdura, ensalada		PR
Sin acompañamiento		PR
Ensalada		PR
Tsatsiki, verdura, ensalada		PR
Ensalada		PR
Ensalada		PR
Verdura, ensalada		PR
Verdura, ensalada, setas		PR
Ensalada		PR
Tsatsiki, verdura, setas, ensalada		PR
Ensalada		PR

= zumo de verduras   = zumo de frutas   = cerveza   = vino, jerez   = café, té

EN LA MESA

Plato	¿Apropiado para AD?	Alternativa
6. Platos de pescado o marisco		
Bogavante con setas y brotes de bambú	Sí	Guisantes y tomate en vez de setas
Calamares a la romana	No, el rebozado es CH, y el pescado, PR	Anillos de calamar fritos o a la plancha, sin rebozar
Filete de lucioperca en salsa de eneldo	Sí	Otro pescado
Filete de trucha ahumado	Sí	Otros pescados ahumados (salmón, jurel)
Jurel a la plancha	Sí	Guisado o gratinado con queso
Langostinos	Sí	Otros crustáceos (gambas, cangrejos)
Lenguado con arroz	No, el pescado es PR, y el arroz, CH	Lenguado guisado o a la plancha
Lenguado rebozado	No, el rebozado es CH, y el pescado, PR	Guisado
Mejillones en salsa de vino blanco con vegetales y ajo	Sí	Otros moluscos
Pescado al curry	Sí	
Surtido de pescado (lenguado, calamares a la romana, caviar)	Sí	
Trucha con almendras	Sí	
Trucha rebozada al horno	No, el rebozado es CH, y el pescado, PR	Trucha guisada o a la parrilla
7. Pizza, pasta y otros derivados de cereales		
Bami Goreng (fideos con curry y pollo)	No, los fideos son CH, y el pollo, PR	Fideos con verduras y setas

PR = grupo de las proteínas; CH = grupo de los carbohidratos; N = grupo neutro.　　= agua

EN LA MESA

Combinable con	Bebidas	Grupo de AD
Ensalada	🍾 🥤 🥤 🍷	PR
Ensalada	🍾 🥤 🥤 🍷	PR
Verduras, ensalada	🍾 🥤 🥤 🍷	PR
Pan negro, mantequilla y crema de rábanos	🍾 🥤 🥤 🍺	CH
Verdura, ensalada	🍾 🥤 🥤 🍷	PR
Ensalada	🍾 🥤 🥤 🍷	PR
Verdura, ensalada, setas	🍾 🥤 🥤 🍷	PR
Verdura, ensalada o setas	🍾 🥤 🥤 🍷	PR
Ensalada	🍾 🥤 🍷	PR
Ensalada	🍾 🥤 🍷	PR
Ensalada	🍾 🥤 🍷	PR
Verdura, ensalada, mantequilla	🍾 🥤 🥤 🍷	PR
Verdura, ensalada	🍾 🥤 🥤 🍷	PR
Ensalada	🍾 🥤 🍺	CH

🥤 = zumo de verduras   🥤 = zumo de frutas   🍺 = cerveza   🍷 = vino, jerez   ☕ = café, té

EN LA MESA

Plato	¿Apropiado para AD?	Alternativa
Canelones rellenos de carne	No, la pasta es CH, y la carne, PR	Canelones rellenos de verdura y gratinados con mozzarella
Carne de ternera al curry	No, el arroz es CH, y la carne, PR	Arroz al curry con champiñones
Espagueti Boloñesa (con carne picada)	No, la pasta es CH, y la carne, PR	Verdura o setas en vez de carne picada
Espagueti Carbonara (con jamón, huevo y crema de leche)	No, la pasta es CH, y el jamón y el huevo son PR	Queso y verdura en vez de jamón y huevo
Espagueti Ciociara (con cebolla, champiñones y guisantes)	Sí	
Espagueti con champiñones	Sí	Gratinados con mozzarella o queso con más de un 50 % de grasa
Espagueti con espinacas	Sí	En vez de espinacas, pesto, aceite y ajo
Espagueti Frutti di Mare (con marisco)	No, la pasta es CH, y el marisco, PR	Verdura o frutas en vez de marisco
Espagueti Gorgonzola	Sí	Mascarpone en vez de gorgonzola
Espagueti y otras pastas al pesto	Sí	Salsa de ajo en vez de pesto
Espagueti y otras pastas con salsa de tomate, de crema de leche o verduras	Sí	Espagueti con espinacas
Gnocchi a la sorrentina (con tomate y mozzarella)	Sí	Con setas, espinacas, etc.
Lasaña con carne picada y verdura	No, la pasta es CH, y la carne, PR	Con relleno de verdura y gratinado con mozzarella
Nasi Goreng (arroz al horno con curry) con pollo	No, el arroz es CH, y el pollo, PR	Arroz al curry con setas

PR = grupo de las proteínas; CH = grupo de los carbohidratos; N = grupo neutro.   = agua

EN LA MESA

Combinable con	Bebidas	Grupo de AD
Ensalada	🍾 🥫 🥛	CH
Ensalada	🍾 🥫 🥛	CH
Ensalada verde o mixta, o pan	🍾 🥫 🥛	CH
Ensalada verde o mixta, o pan	🍾 🥫 🥛	CH
Ensalada	🍾 🥫 🥛	CH
Ensalada verde o mixta, o pan	🍾 🥫 🥛	CH
Ensalada	🍾 🥫 🥛	CH
Ensalada verde o mixta, o pan	🍾 🥫 🥛	CH
Ensalada	🍾 🥫 🥛	CH
Ensalada verde o mixta, o pan	🍾 🥫 🥛	CH
Ensalada verde o mixta, o pan	🍾 🥫 🥛	CH
Ensalada mixta o de maíz	🍾 🥫 🥛	CH
Ensalada	🍾 🥫 🥛	CH
Ensalada	🍾 🥫 🥛	CH

🍾 = zumo de verduras   🥫 = zumo de frutas   🥛 = cerveza   🍷 = vino, jerez   ☕ = café, té

EN LA MESA

Plato	¿Apropiado para AD?	Alternativa
Pasta con cebolla	Sí	Pasta con queso con más del 50 % de grasa
Pasta con queso con más del 50 % de grasa	Sí	
Pizza Allessandra (gorgonzola y jamón)	No, la pizza es CH, y el jamón, PR	Pizza vegetariana o con salami
Pizza Americana (tomate, queso, salami, champiñones)	Sí	
Pizza Calzone (tomate, queso, champiñones, jamón, huevo, pimiento)	No, la pizza es CH, y el jamón y el huevo son PR	Pizza vegetariana o con salami
Pizza Caprichosa (tomate, queso, atún, cebolla)	No, la pizza es CH, y el atún, PR	Salami o anchoas en vez de jamón
Pizza Contadina (tomate, queso, alcachofas, champiñones, pimiento, aceitunas)	Sí	
Pizza Cuatro Estaciones (tomate, queso, jamón, etc.)	No, la pizza es CH, y el jamón, PR	Pizza vegetariana o con salami
Pizza Frutti di Mare (tomate, queso, calamar, gambas, mejillones)	No, la pizza es CH, y el marisco, PR	Pizza vegetal o con salami
Pizza Funghi (tomate, queso y champiñones)	Sí	Pizza Margarita
Pizza Margarita (con tomate y queso con más del 50 % de grasa)	Sí	Pizza Funghi
Pizza Napolitana (tomate, queso y anchoas)	Sí	Salami en vez anchoas
Pizza O Sole Mío (tomate, queso, jamón, huevo)	No, la pizza es CH, y el jamón, PR	Pizza americana o Contadina
Pizza Prosciutto (con tomate, queso y jamón cocido)	No, la pizza es CH, y el jamón, PR	Salami o anchoas en vez de jamón

PR = grupo de las proteínas; CH = grupo de los carbohidratos; N = grupo neutro.   = agua

EN LA MESA

Combinable con	Bebidas	Grupo de AD
Ensalada	zumo de verduras, zumo de frutas, cerveza	CH
Ensalada	zumo de verduras, zumo de frutas, cerveza	CH
Ensalada	zumo de verduras, zumo de frutas, cerveza	CH
Ensalada	zumo de verduras, zumo de frutas, cerveza	CH
Ensalada	zumo de verduras, zumo de frutas, cerveza	CH
Ensalada	zumo de verduras, zumo de frutas, cerveza	CH
Ensalada	zumo de verduras, zumo de frutas, cerveza	CH
Ensalada	zumo de verduras, zumo de frutas, cerveza	CH
Ensalada	zumo de verduras, zumo de frutas, cerveza	CH
Ensalada	zumo de verduras, zumo de frutas, cerveza	CH
Ensalada	zumo de verduras, zumo de frutas, cerveza	CH
Ensalada	zumo de verduras, zumo de frutas, cerveza	CH
Ensalada	zumo de verduras, zumo de frutas, cerveza	CH
Ensalada	zumo de verduras, zumo de frutas, cerveza	CH

= zumo de verduras   = zumo de frutas   = cerveza   = vino, jerez   = café, té

EN LA MESA

Plato	¿Apropiado para AD?	Alternativa
Pizza Siciliana (tomate, queso, salami, olivas, pimiento, alcachofa)	Sí	
Pizza vegetariana (tomate, queso, alcachofa, cebolla, pimiento, champiñones)	Sí	
Rigatoni al horno (gratinada con bel paese)	Sí	
Risotto con verduras	Sí	Con setas
Rissoto con marisco	No, el arroz es CH, y el marisco, PR	Verdura o setas en vez de marisco
Tagliatelle Mascarpone	Sí	Bel paese en vez de mascarpone
Tagliatelle Matriciana (con tocino y cebolla)	Sí	
Tortellini con jamón cocido	No, el jamón cocido es PR	Con espinacas mascarpone
Tortellini San Daniel (con jamón parmesano y nata)	Sí	
8. Postres		
Arroz chino dulce	Sí	
Auszog'ne	Sí	
Avena roja con crema de vainilla	Sí	
Baklava (pastelillo turco de hojaldre con nueces)	Sí	
Crema catalana	Sí	

PR = grupo de las proteínas; CH = grupo de los carbohidratos; N = grupo neutro.   = agua

EN LA MESA

Combinable con	Bebidas			Grupo de AD
Ensalada	🍶 🥫	🍺		CH
Ensalada	🍶 🥫	🍺		CH
Ensalada	🍶 🥫	🍺		CH
Ensalada verde	🍶 🥫	🍺		CH
Ensalada	🍶 🥫	🍺		CH
Ensalada	🍶 🥫	🍺		CH
Ensalada	🍶 🥫	🍺		
Ensalada verde o mixta	🍶 🥫	🍺		CH
Ensalada	🍶 🥫	🍺		CH
Sin acompañamiento				CH
Salsa de vainilla	Ninguna		☕	CH
Sin acompañamiento	Ninguna			PR
Sin acompañamiento				CH
Almendras, pistachos y avellanas	Ninguna		☕	PR

🥫 = zumo de verduras   🍶 = zumo de frutas   🍺 = cerveza   🍷 = vino, jerez   ☕ = café, té

EN LA MESA

Plato	¿Apropiado para AD?	Alternativa
Crema de mango	Sí	
Crêpes Suzette	No, la masa es CH, y la fruta, PR	Crêpes con nata y fruta
Ensalada de frutas (sin plátano ni higos)	Sí	
Fresas con nata	Sí	Otras frutas del grupo de las PR
Fruta flambeada (excepto plátano, higos o dátiles)	Sí	
Helado de ricotta	Sí	
Helado de vainilla	Sí	
Manzana al horno	Sí	
Manzanas al horno rellenas	Sí	
Melón con leche de coco	Sí	
Peras con chocolate	No, la pera es PR, y del chocolate es mejor prescindir	Fresas con nata
Plátanos al horno	Sí	
Queso con frutas	Sí	
Requesón con frutas del grupo de las PR	Sí	
Requesón con pasas al ron	Sí	

PR = grupo de las proteínas; CH = grupo de los carbohidratos; N = grupo neutro.   = agua

EN LA MESA

Combinable con	Bebidas	Grupo de AD
Sin acompañamiento	🍷	PR
Sin acompañamiento		CH
Sin acompañamiento	🍼 ▯ 🍷 ☕	PR
Sin acompañamiento		PR
Nata		PR
Nueces y almendras	Ninguna ☕	PR
Con fruta del grupo de las PR		PR
Azúcar moreno y canela	Ninguna ☕	CH
Salsa de vainilla		CH
Sin acompañamiento	☕	PR
Sin acompañamiento	☕	PR
Sin acompañamiento		CH
Sin acompañamiento	🍼 ▯ 🍷 ☕	PR
Nueces y almendras	Ninguna	PR
Nueces y almendras	Ninguna	N

▯ = zumo de verduras   ▯ = zumo de frutas   🍺 = cerveza   🍷 = vino, jerez   ☕ = café, té

EN LA MESA

Plato	¿Apropiado para AD?	Alternativa
Requesón y plátano y otras frutas del grupo de los CH	Sí	
Sorbete de aguacate	Sí	
Sorbete de fresa	Sí	
Tiramisú	Sí	
Zabaione	Sí	

PR = grupo de las proteínas; CH = grupo de los carbohidratos; N = grupo neutro.   🍶 = agua

EN LA MESA

Combinable con	Bebidas	Grupo de AD
Pan, almendras	Ninguna	CH
Sin acompañamiento	🍷	PR
Sin acompañamiento		PR
Sin acompañamiento	Ninguna	CH
Sin acompañamiento	Ninguna	PR

= zumo de verduras   = zumo de frutas   = cerveza   🍷 = vino, jerez   ☕ = café, té